神经眼科疾病图解

主　编　魏世辉　邱怀雨　徐全刚
主　审　童　绎
编　委（以姓氏笔画为序）
　　　　王　伟　孙传宾　李晓明　邱怀雨
　　　　徐全刚　黄厚斌　魏世辉

人民卫生出版社

图书在版编目（CIP）数据

神经眼科疾病图解/魏世辉,邱怀雨,徐全刚主编.
—北京:人民卫生出版社,2017
ISBN 978-7-117-24383-4

Ⅰ.①神⋯　Ⅱ.①魏⋯②邱⋯③徐⋯　Ⅲ.①神经眼
科学-图解　Ⅳ.①R774-64

中国版本图书馆 CIP 数据核字(2017)第 080054 号

人卫智网　www. ipmph. com	医学教育、学术、考试、健康、	
	购书智慧智能综合服务平台	
人卫官网　www. pmph. com	人卫官方资讯发布平台	

神经眼科疾病图解

主　　编：魏世辉　邱怀雨　徐全刚
出版发行：人民卫生出版社（中继线 010-59780011）
地　　址：北京市朝阳区潘家园南里 19 号
邮　　编：100021
E – mail：pmph @ pmph. com
购书热线：010-59787592　010-59787584　010-65264830
印　　刷：北京盛通印刷股份有限公司
经　　销：新华书店
开　　本：787×1092　1/16　印张：15
字　　数：365 千字
版　　次：2017 年 6 月第 1 版　2017 年 6 月第 1 版第 1 次印刷
标准书号：ISBN 978-7-117-24383-4/R・24384
定　　价：116.00 元

打击盗版举报电话：010-59787491　E-mail：WQ @ pmph. com
（凡属印装质量问题请与本社市场营销中心联系退换）

前　言

　　神经眼科是医学领域中的一门交叉学科,它横跨了眼科、神经内科、神经外科、耳鼻喉科、影像科等专业,2011年中华医学会眼科学分会设立了神经眼科学组。在分会领导和各学科专家的大力支持下,学组同仁砥砺前行。经过几年努力,不但使神经眼科专业成就有了长足发展,从事神经眼科的专业医师队伍也在逐年扩大。

　　据国家卫生计生委2011年的门诊眼科病人种类调查显示,我国每年约有400万左右的神经眼科患者,数量之多居世界前列,而我国现有从事神经眼科的专业医师少之又少,远远不能满足需求。所以,在全社会宣传、推广、普及神经眼科知识是我们的责任,为更多医务工作者提供认识、学习神经眼科专业的工具和平台,造就和培养一批喜欢、热爱神经眼科的年轻队伍,更是我们义不容辞的重要任务。

　　学习神经眼科专业理论知识,容易索然无味,事倍功半。如果结合神经眼科疾病的病例讨论,在大量典型、高清的病例图片中了解神经眼科疾病的特点,对帮助医师快速掌握神经眼科临床诊断和治疗,更有效地解决临床疑难病例的鉴别和诊断难题,有着事半功倍的作用。

　　本书选取了在临床实践上常见的典型及部分疑难的神经眼科病例,总结其临床诊治特点,相信对学习和从事神经眼科专业的医师将有很大帮助和很好的参考价值。

　　希望本书能抛砖引玉,促进同行间的交流学习和提高。不足之处,敬请各位读者不吝赐教指正。

2017 年 3 月 28 日

目　录

第一章

先天性视盘异常

正常视盘为圆形或近似竖椭圆形,直径约 1.5~2.0mm,色泽淡红,边界清晰。居于视盘中央的视杯与视盘直径的比值一般不超过0.3。临床上常见的视盘先天性异常包括:①视神经发育不全,②视盘凹陷异常,③视盘倾斜综合征,④视盘玻璃疣,⑤有髓神经纤维,⑥假性视盘水肿,⑦其他非常罕见的先天性视盘异常:如双视盘、视神经不发育等。

第一节　视神经发育不全

视神经发育不全是眼科最常见的先天性视盘异常,视盘小和双环征是其特征性眼底表现。患者视盘通常非常小,仅为正常的1/2~1/3,但也可以接近正常。视盘色泽通常呈灰白或苍白色,也可以正常。视盘呈圆形或椭圆形,生理凹陷无或非常小。视盘周围依次绕以清晰程度不等的色素沉着带(内环)和棕黄色或灰黄色晕轮(外环),即双环征。外环是巩膜与筛板实际交界处,而内环是视网膜色素上皮细胞越过筛板外缘,在筛板表面扩展形成的。少数患者表现为部分性视神经发育不全,常累及视盘上部或下部,病变部位外周可见双环征,或仅可见棕黄色的外环。视神经发育不全常伴有视网膜静脉迂曲。

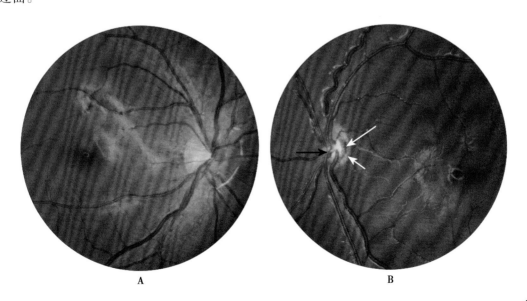

A   B

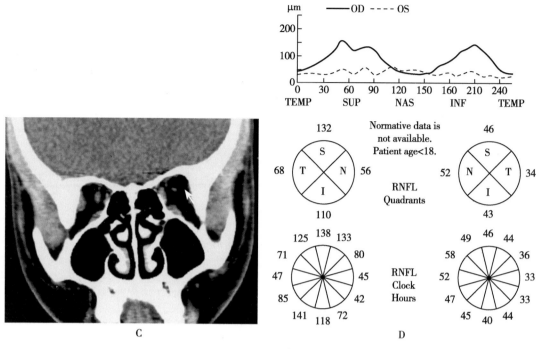

图 1-1 左眼视神经发育不全

患者,女,14 岁,发现左眼视力差 7 年。视力:OD 0.8,OS 指数/30cm;右眼前节正常,左眼相对性传入性瞳孔障碍。A. 右眼眼底视盘色界正常;B. 左眼眼底视盘小,不到右眼视盘直径的 1/2,色苍白(黑箭),视杯不明显,视盘周围绕以色素沉着形成的内环(白长箭)和灰黄色晕轮状外环(白短箭),视网膜静脉迂曲;C. 眼眶 CT 示左眼视神经眶内段较右眼明显为细(短箭);D. OCT 示左眼视盘周围视网膜神经纤维层厚度较右眼明显为薄

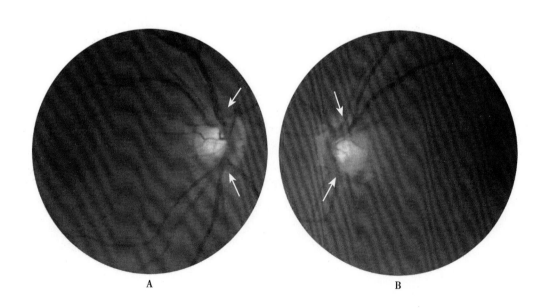

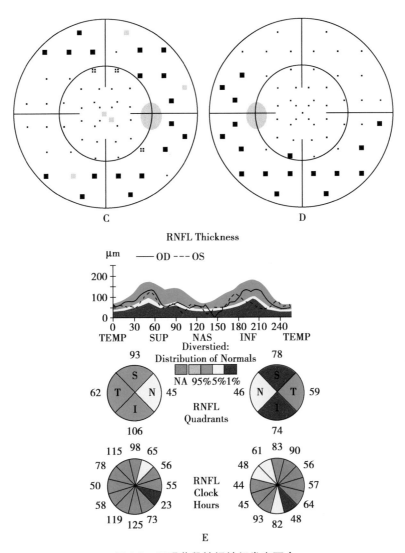

图 1-2　双眼节段性视神经发育不全

患者，男，60岁，体检时发现双眼视盘异常。视力：OD −3.25/−1.00×116° = 1.0，OS −3.50/−1.75×60° = 1.0；眼压：OD 12mmHg，OS 11mmHg；双眼瞳孔光反射正常，晶状体核性混浊。A、B. 双眼视盘鼻上部和鼻侧可见棕黄色的外环（短箭）。C/D：OD 0.5，OS 0.4，未见盘沿变窄；C、D. 视野检查显示与生理盲点相连的弓形暗点；E. OCT 示双眼视盘颞侧盘周视网膜神经纤维层厚度明显变薄，左眼视盘上、下方盘周视网膜神经纤维层厚度也明显变薄

视神经发育不全的病理学特征为视神经轴突减少，而中胚层和神经胶质等支撑组织正常。光相干断层扫描（optical coherence tomography，OCT）检查显示视盘周围视网膜神经纤维层厚度明显变薄，而且视网膜神经纤维层厚度变薄区域与视神经发育不全部位相对应。视神经发育不全患者常伴有局限性或弥漫性视野缺损。部分性视神经发育不全患者常伴有与病变部位相对应的视野缺损。

第二节 视盘凹陷异常

视盘凹陷异常包括视盘缺损、牵牛花综合征、视盘周围葡萄肿、大视盘和视盘小凹。对于牵牛花综合征和视盘周围葡萄肿,视盘是位于后极部凹陷之内的,而视盘缺损、大视盘和视盘小凹的凹陷是位于视盘内的。

(一)视盘缺损

视盘缺损是由于胚胎期胚裂末端闭合不全或闭合异常造成的。由于胚裂的正常走向是沿着眼的鼻下方,所以视盘缺损多位于视盘下部,临床表现为视盘扩大,边界清晰,呈白色碗底样凹陷,筛板不能看到,而视盘上部盘沿相对正常。视盘缺损偶尔会累及整个或大部分视盘。B超、眼眶CT或MRI扫描可以显示视神经与眼球后极部连接处呈弹坑样或火山口样凹陷。视盘缺损常累及视盘下方的脉络膜和视网膜,并造成下方视神经局部发育不全,与下方盘沿形成C形或月牙形视神经视网膜边缘。视盘下部的视网膜血管呈钩状或屈膝状从盘缘发出,视盘缺损边缘常伴有轻度色素紊乱,少数患者伴有巩膜露白。视盘下部白色碗底样凹陷和视盘周围轻度色素改变对于诊断视盘缺损具有重要意义。

患者视力取决于视盘黄斑束发育的完善程度,视野缺损常表现为生理盲点扩大、旁中心视野缺损和上半侧视野缺损等。

视盘缺损患者可以单眼发病,也可以双眼发病。可以合并虹膜和脉络膜缺损、小眼球、眼眶囊肿和黄斑浆液性脱离等。也可以伴有其他遗传性全身异常,如CHARGE综合征和Goldenhar综合征等。

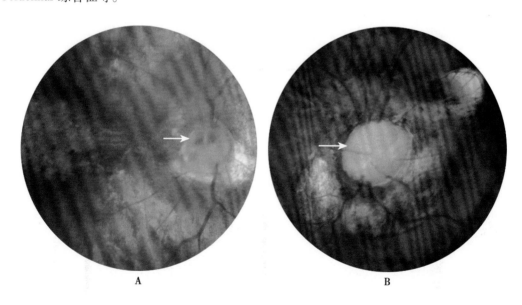

A   B

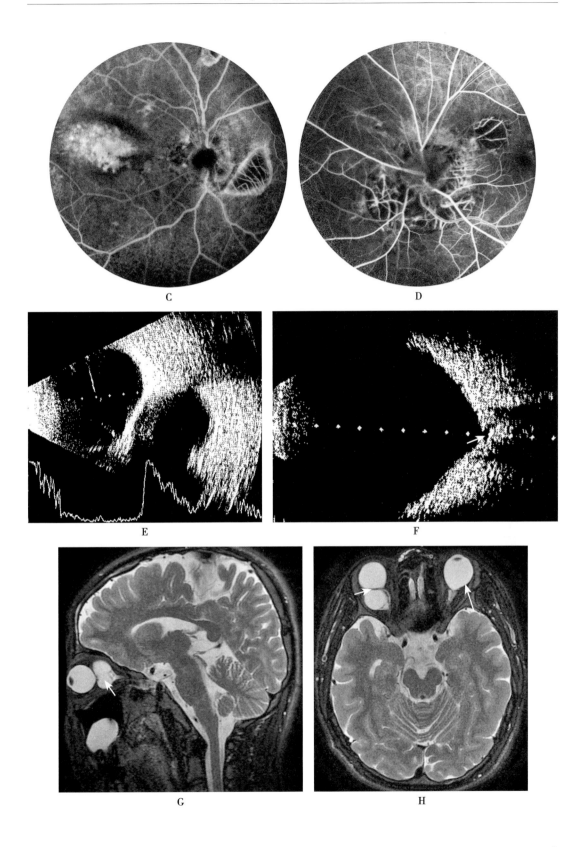

C

D

E

F

G

H

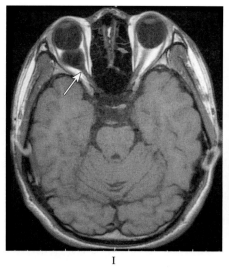
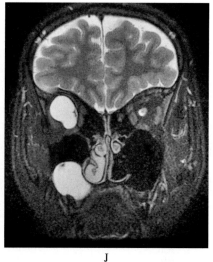

I   J

图1-3 双眼视盘凹陷

患者,男,17岁,双眼自幼视力差。视力:OD 0.02,OS 0.2;A、B. 双眼视盘向后凹陷,右眼
视盘凹陷处覆以半透明的菲薄膜样组织(视盘前膜),后者上部可见两处小孔,似"眼镜"
样外观(短箭,A),左眼视盘凹陷似白色碗底样,未见筛板(短箭,B)。双眼视盘周围见环
形色素紊乱区,伴局限性脉络膜血管萎缩。视网膜血管呈钩状和屈膝状从盘上缘发出。
右眼黄斑呈青灰色色素紊乱;C、D. FFA 显示造影早期双眼视盘周围局限性脉络膜血管
萎缩区呈弱荧光,右眼黄斑荧光着染;E、F. B 超显示右眼眶内囊肿与眼球并未直接连
通,左眼视神经与眼球后极部连接处呈弹坑样向后凹陷(短箭,F);G、H. MRI T2 加权像
显示右眼眶内囊肿紧邻眼球后壁,但与眼球无直接沟通(短箭,G、H),左眼视盘向后凹陷
(长箭,H);I、J. MRI T1 和 T2 加权像均显示囊肿内未见明显视神经组织,囊肿后可见视
神经样组织走行至视交叉,并较左眼视神经为细(长箭,I)。(本病例由解放军总医院王
兆艳医师提供)

(二) 牵牛花综合征

牵牛花综合征是一种先天异常,因患者视盘呈漏斗样凹陷,类似盛开的牵牛花而命名。
患者眼球后极部可见较正常视盘明显为大的漏斗状凹陷,视盘位于凹陷区中央,视盘中央可
见白色丛状增生的神经胶质,凹陷区边缘环绕以宽大的脉络膜视网膜色素紊乱环,并可见
10~20 支视网膜血管呈钩状自视盘周边部发出,越过凹陷区边缘后沿直线走行并分布至周
边视网膜。视网膜动静脉常难以分辨。

牵牛花综合征多为单眼发病,视力可从无光感到 1.0,但通常仅为数指到 0.1。部分患
者可以合并黄斑部浆液性脱离。另外,部分患者可以合并中枢神经系统及正中颅面骨发育
异常,如经蝶骨的基底部脑膜膨出、腭裂和唇裂等。

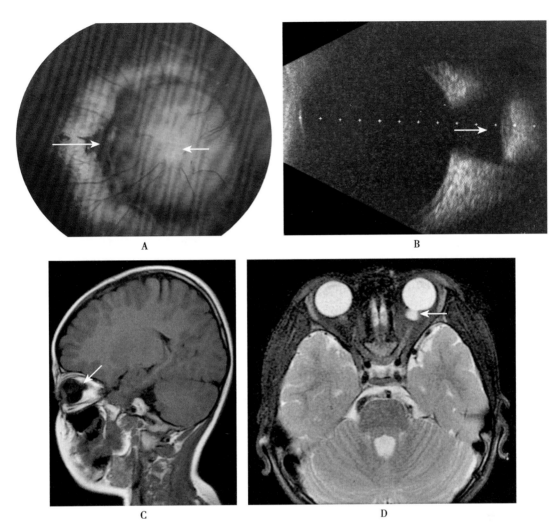

图 1-4　牵牛花综合征

患者女性,5 岁,发现左眼视力差半年。视力:右眼 1.0,左眼:数指。A. 左眼视盘较正常明显为大,并向后深凹陷,视盘中央可见增生的白色胶质(短箭),视盘周围环绕以色素沉着环(长箭)和宽大的黄白色脱色素环,10 余支视网膜血管呈钩状从视盘周边部发出,并越过凹陷区边缘呈直线走行,视网膜动静脉常难以分辨;B. B 超显示左眼视盘呈弹坑样深凹陷(短箭);C. MRI 显示左眼视盘深凹陷,T1 加权像呈低信号(短箭);D. T2 加权像呈高信号(短箭)

(三) 视盘周围葡萄肿

视盘周围葡萄肿是指眼球后极部局限性向后凹陷,视盘位于凹陷区内,凹陷边沿环绕以黄白色脉络膜视网膜萎缩带。与牵牛花综合征相比,虽然两者的视盘均位于凹陷内,但视盘周围葡萄肿的视盘基本正常,表面无神经胶质增生,而且视网膜血管形态和走行均正常。

视盘周围葡萄肿一般是独立发病的。患者视力通常明显下降,但也有视力正常者。屈光状态可以为正视,也可以为近视。

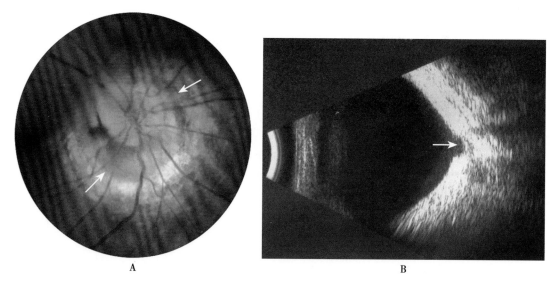

A   B

图1-5   右眼视盘周围葡萄肿

患者女,8岁,右眼自幼视力差。右眼视力0.3,前节正常。A. 眼底视盘及其周围眼球壁局限性向后凹陷,凹陷区周围绕以环形黄白色脉络膜视网膜萎缩带(短箭),并累及黄斑鼻侧。视盘形态和视网膜血管走行均正常;B. B超显示右眼视盘及其周围后极部眼球壁局限性深凹陷(短箭)

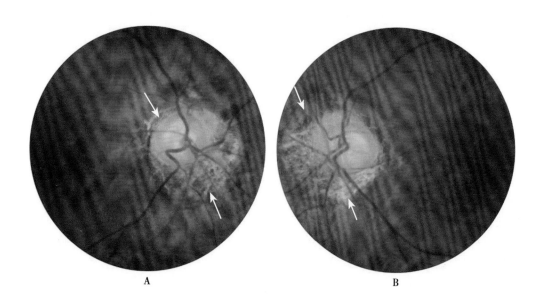

A   B

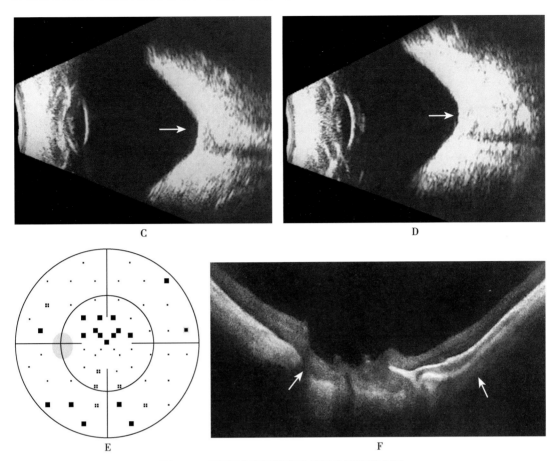

C   D

E   F

图 1-6　双眼视盘周围葡萄肿伴视盘倾斜综合征

患者,男,61岁,双眼自幼视力差。视力:OD −1.50/−2.00×90° = 0.05,OS −1.25/−2.25×86° = 0.1;眼压:OD 16.5mmHg,OS 17.0mmHg;双眼瞳孔光反射正常,晶状体轻度混浊。A、B. 双眼视盘及其周围眼球壁局限性向后凹陷(短箭),周围绕以黄白色脉络膜视网膜萎缩带。双眼视盘位于凹陷区内,色淡,接近水平走行,视杯呈横椭圆形。颞上、颞下支视网膜静脉从视盘中心发出后先走向鼻侧,继而折向颞侧走行;C、D. B超显示双眼视盘及其周围后巩膜葡萄肿(短箭);E. 左眼视野检查显示上方旁中心暗点;F. OCT 示双眼视盘及其周围眼球壁局限性向后凹陷(短箭)

(四) 大视盘

　　大视盘是指视盘和视杯较正常明显为大,但不伴有视力和视野异常的先天性视盘异常。大视盘一般出现于双眼,而且多合并大的杯盘比,因此易于误诊为青光眼。但是,大视盘的视杯是圆形或水平椭圆形的,不会出现视盘边沿切迹或丢失,也不会出现视盘血管屈膝样改变或鼻侧移位。而青光眼性视盘损伤会出现局限性(通常首先表现为颞上或颞下)或同心圆样盘沿丢失,以及视盘血管鼻侧移位。

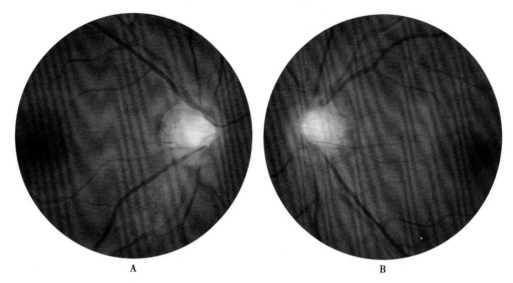

图 1-7 双眼大视盘

患者男,36 岁,眼科体检时疑诊青光眼。双眼视力 -4.00DS=1.0。A、B. 眼底示双眼视盘大,色界正常,C/D=0.5,视杯呈圆形,盘沿宽度符合 ISNT 原则,视网膜血管无屈膝样改变。患者眼压和视野正常,连续随访 2 年,眼底和视野无变化

(五) 视盘小凹

视盘小凹是位于视盘内的圆形或椭圆形、灰色或白色的小凹陷,通常位于视盘颞侧,也可见于视盘的其他象限。位于视盘颞侧的小凹常伴有邻近视盘周围的色素上皮改变和黄斑浆液性脱离。50% 视盘小凹患者可见 1～2 根睫状视网膜动脉从小凹底部或边缘发出。

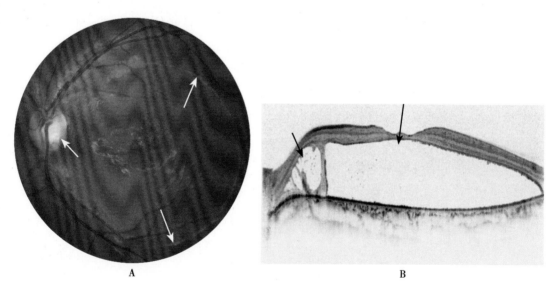

图 1-8 左眼视盘小凹伴黄斑浆液性脱离

患者男,24 岁,左眼视力下降伴视物变形半年。左眼视力 0.05,前节正常,A. 视盘颞侧可见一处椭圆形灰黄色小凹陷(短箭),后极部视网膜大范围浆液性脱离(长箭),黄斑部多灶性斑点状脱色素;B. OCT 检查显示左眼视盘颞侧视网膜外层劈裂和囊肿形成(黑短箭),并伴有大范围浆液性视网膜脱离(黑长箭)

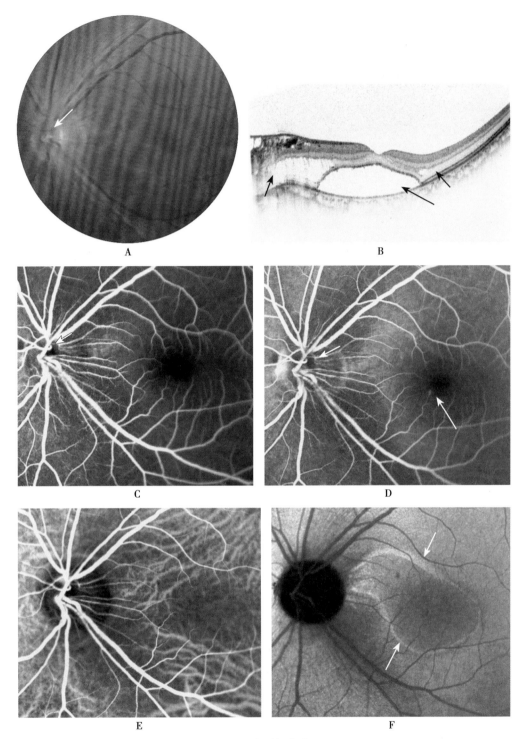

图 1-9　左眼视盘小凹

患者男,28 岁,左眼视力下降伴视物变形 1 个月。左眼视力 0.3,前节正常,A. 眼底示视盘表面可见一处淡灰色小凹陷(短箭),伴黄斑浆液性浅脱离;B. OCT 检查显示左眼视盘颞侧视网膜外层劈裂(黑短箭)和黄斑浆液性脱离(黑长箭);C、D. FFA 显示视盘小凹在造影早期和晚期均呈弱荧光(短箭),造影晚期黄斑见灶状荧光素着染(长箭);E、F. ICGA 显示视盘小凹在造影早期和晚期均呈弱荧光,造影晚期后极部视网膜脱离区边缘可见全周线条状荧光素着染,与 FFA 所示黄斑荧光着染灶相应部位呈弱荧光(短箭,F)

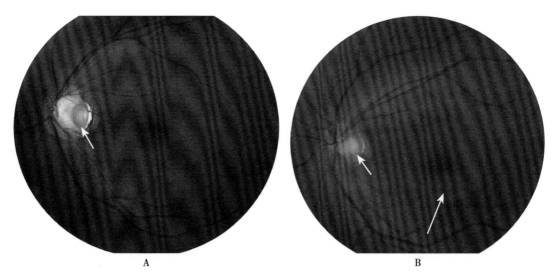

图 1-10　视盘小凹

A、B. 左眼视盘颞侧可见一处椭圆形或圆形灰白色小凹陷（短箭），可以孤立存在（A），也可以合并
　　黄斑浆液性脱离（长箭）。（病例由山东中医药大学附属眼科医院刘婷婷医师提供）

　　视盘小凹多为单眼发病，受累侧视盘通常较正常视盘为大。患者视力一般正常，除非合并黄斑浆液性脱离，或继发性黄斑裂孔或萎缩。视野损害表现多样，而且通常与视盘小凹位置无关，最常见的视野损害为与生理盲点相连的弓形暗点。

第三节　视盘倾斜综合征

　　视盘倾斜综合征属于非遗传性视盘病变，是由于视神经倾斜插入眼球所致。通常表现为视盘颞上方隆起，鼻下方向后移位，导致视盘呈长轴倾斜的卵圆形态，甚至形成水平方向走行的视盘。常伴有先天性视盘周围弧形斑和视网膜血管异位。视网膜血管异位表现为颞侧视网膜血管从视盘中心发出后先走向鼻侧，继而折向颞侧走行。部分患者因为视盘倾斜、视神经纤维拥挤而呈现视盘水肿样表现。

　　大多数患者双眼发病，也可以仅为单眼受累。患者通常合并近视和斜轴散光，而且散光轴和视网膜扩张方向平行。视盘倾斜综合征患者视野可以正常，也可以出现双颞侧偏盲，尤其是颞上象限盲。患者的双颞侧偏盲可以跨过中线。但是，矫正近视和散光后，部分视盘倾斜综合征患者的颞上象限盲可以明显缩小或消失，因此，其视野缺损主要是由鼻下方视网膜局限性近视造成的屈光性暗点。但也有部分患者的视野缺损在矫正屈光不正后仍然存在，这部分患者多合并不同程度的视神经发育不良。

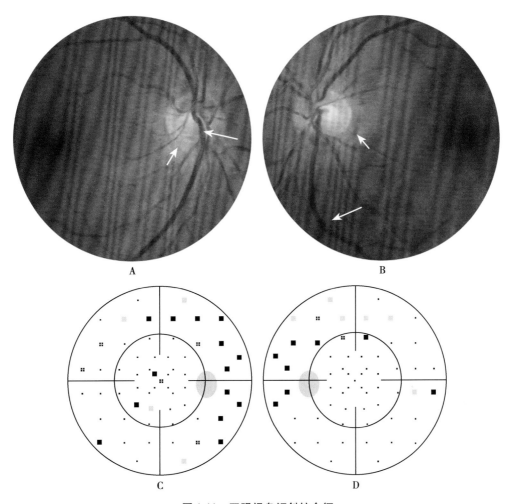

图 1-11　双眼视盘倾斜综合征

患者,女性,20 岁,双眼近视、散光多年。A、B. 双眼底示视盘呈水平方向走行,视盘下方可见先天性视盘周围弧形斑(短箭),视网膜静脉异位(长箭);C、D. 视野检查示双眼非对称性过垂直中线的颞侧视野缺损

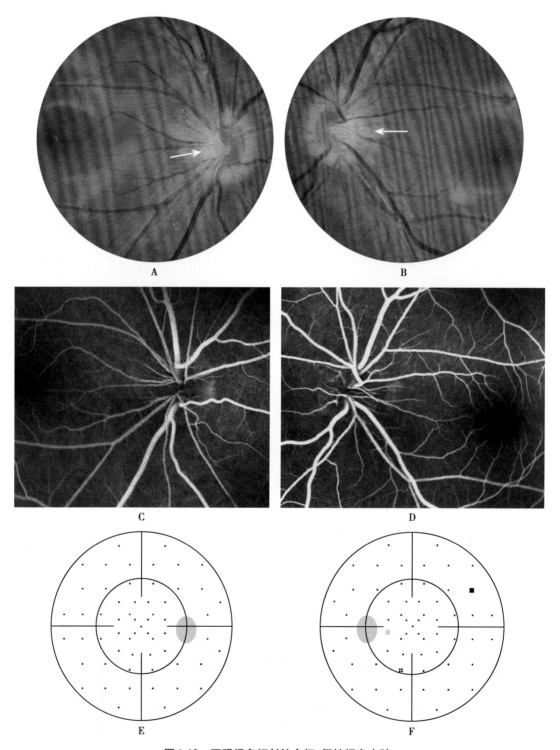

图 1-12　双眼视盘倾斜综合征,假性视盘水肿

患者,男性,15 岁,外院疑诊双眼视盘水肿。双眼视力:−2.00D=1.0,双眼瞳孔光反射正常。A、B. 双眼底示右眼视盘向颞侧倾斜,左眼视盘向颞下方倾斜。双眼视盘色红、轻度水肿和隆起,边界模糊,但视盘表面和盘缘未遮盖视网膜血管。视盘颞侧可见先天性视盘周围弧形斑(短箭);C、D. FFA 显示双眼视盘表面始终无荧光素渗漏;E、F. 双眼视野检查正常

第四节　视盘玻璃疣

　　视盘玻璃疣是指位于视盘表面或埋藏于视盘内部的透明或半透明沉积物,多合并钙化。其发病原因不明,目前多认为是由于视神经纤维轴浆运输障碍,导致神经纤维变性、崩解而形成。埋藏性视盘玻璃疣可以表现为视盘局限性或弥漫性水肿、隆起,少数患者可以继发视盘表面或视盘周围视网膜下出血,以及继发性视神经萎缩样视盘改变。埋藏性视盘玻璃疣引起的视盘水肿为假性视盘水肿,"水肿"的视盘不会遮盖走行在其表面的视网膜血管。

　　患者多为双眼发病,也可以仅单眼受累。大多数患者无临床症状、视力正常,偶而会出现一过性视力下降。部分患者可以出现神经束性视野缺损。

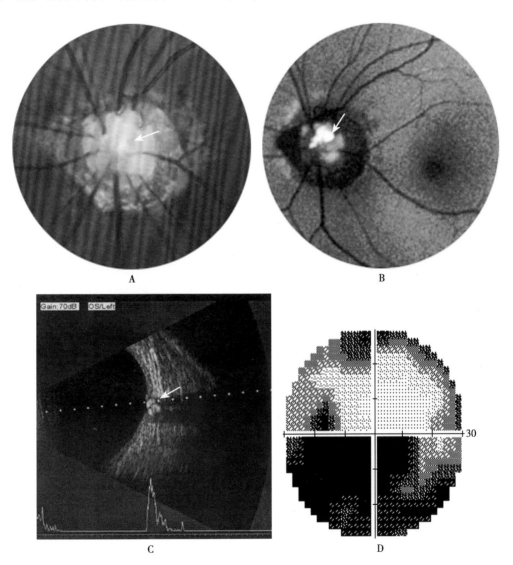

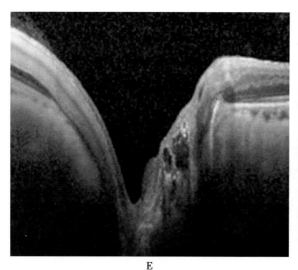
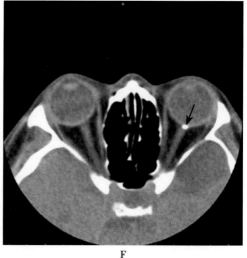

E   F

图 1-13 左眼视盘玻璃疣

患者男,35 岁,左眼逐渐视力下降 2 年。左眼视力 0.1,左眼 RAPD。A. 左眼底视盘中央可见白色结节状玻璃疣(短箭),视盘周围可见环形脉络膜视网膜萎缩区;B. 自发荧光照片显示左眼视盘中央结节状自发荧光(短箭);C. B 超显示左眼视盘内结节状高回声(短箭);D. 视野检查示左眼下半侧水平半盲;E. OCT 示视盘玻璃疣相应部位出现前表面呈高反射小结节,其后伴有声衰减影的"空泡样"病灶(短箭);F. 眼眶 CT 示左眼视盘处有圆形高密度结节(短箭)

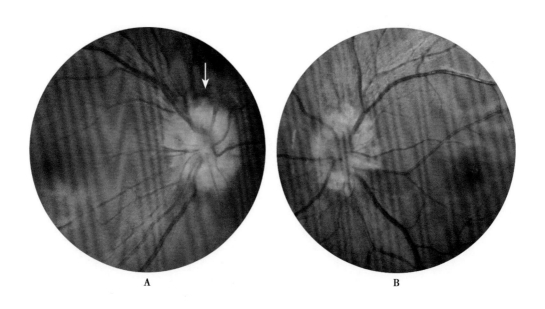

A   B

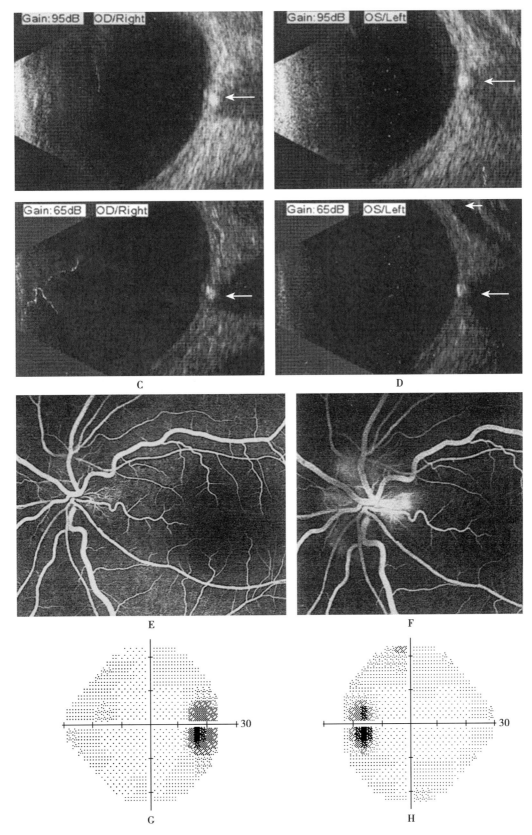

C

D

E

F

G

H

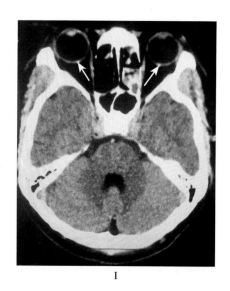

I

图 1-14　双眼埋藏性视盘玻璃疣

患者,男性,40 岁,双眼视物模糊 2 个月。双眼视力 1.0。A、B. 双眼底示视盘充血、水肿、隆起,边界模糊,视盘表面和盘周视网膜血管未被遮盖。右眼视盘上缘的视网膜下小弧形出血(短箭,A)。C、D. B 超显示双眼视盘内结节状高回声,降低增益后更为明显(短箭);E、F. FFA 示造影早期视盘表面毛细血管无荧光素渗漏,晚期视盘呈局限性强荧光;G、H. 视野检查显示双眼生理盲点扩大;I. 眼眶 CT 示双眼视盘处有圆形高密度结节(短箭)

视盘玻璃疣在无赤光和自发荧光照相中均会出现自发荧光,FFA 的典型表现为造影晚期与玻璃疣位置相对应部位的结节状强荧光(着染)。视盘 OCT 检查显示玻璃疣相应部位出现团块状高反射病灶,或者前表面呈高反射,其后伴有声衰减影的病灶。钙化的玻璃疣在 B 超中表现为视盘结节状或团块状高回声,其后方可以伴有声影,降低增益后更容易发现病变。钙化的玻璃疣在眼眶 CT 中表现为视盘处有高密度结节。

第五节　有髓神经纤维

有髓神经纤维表现为视盘周围或其他部位视网膜表面白色羽毛状病灶,并遮盖其下的视网膜血管。病变范围可以仅局限在视盘周围,也可以累及后极部大部分区域。一般认为,有髓神经纤维是由于筛板缺损,导致少突胶质细胞越过筛板到达视网膜而形成髓鞘的。

有髓神经纤维患者视力通常不受影响,部分患者可以出现生理盲点扩大和弓形暗点等,并与病变累及部位相对应。

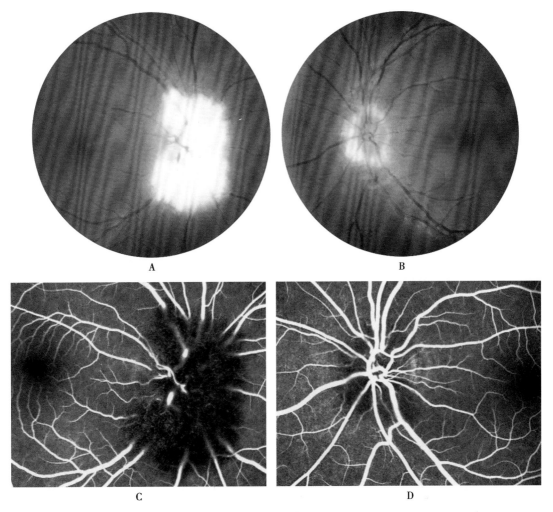

图 1-15　有髓神经纤维

患者女,28 岁,双眼视力 1.0.A. 右眼视盘色灰白,周围环绕以大片状白色有髓神经纤维;B. 左眼视盘上、下方和鼻侧绕以小片状白色有髓神经纤维;C、D. 眼底荧光血管造影显示有髓神经纤维区域呈荧光遮蔽

第六节　假性视盘水肿

假性视盘水肿,又称为假性视盘炎(假性视乳头炎),表现为视盘色红,边界模糊,常伴有程度不等的视盘水肿和隆起,在临床上易于误诊为视盘炎和视盘水肿。与真正的视盘炎和视盘水肿相比,假性视盘水肿的眼底表现具有以下特点:

1. 视盘直径小、色红、边界欠清晰,视杯无或很小(拥挤视盘),多见于远视眼,也可见于正视眼和近视眼;

2. 视盘中心发出的视网膜血管通常表现为数量增多和形态异常,如分支异常和迂曲,但血管均正常地爬过视盘而不会被视神经纤维层遮盖;

3. 视盘存在自发性静脉搏动,此点可以排除由颅内压增高引起的视盘水肿;

4. 无视盘表面毛细血管扩张,也无视盘周围硬性渗出或棉絮斑形成;

5. 在荧光素眼底造影中,视盘表面始终无荧光素渗漏,或仅表现为晚期视盘边缘荧光素着染。此点可以与急性期视盘炎和视盘水肿相鉴别;

6. 部分患者可以出现视神经束性视野缺损。

假性视盘水肿常见于拥挤视盘、视盘倾斜综合征和埋藏性视盘玻璃疣等。视盘倾斜综合征和埋藏性视盘玻璃疣引起的假性视盘水肿分别参见图 1-12 和图 1-14。

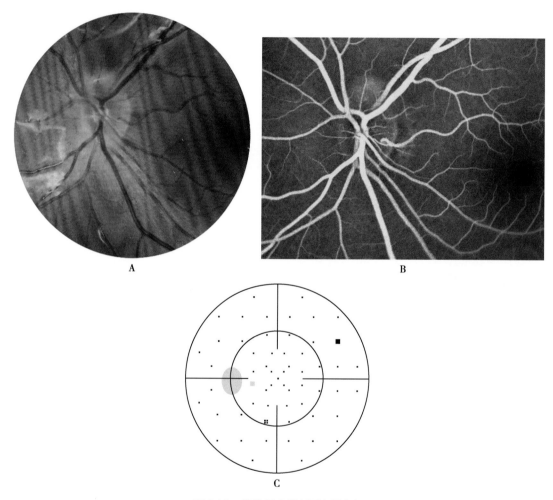

图 1-16 假性视盘炎(拥挤视盘)

患者女性,22 岁,外院疑诊左眼视神经炎,左眼视力:-2.50D=1.0。A. 眼底示左眼视盘小,色红,边界欠清晰,视杯不明显;B. FFA 显示左眼视盘在造影过程中始终无荧光素渗漏,造影晚期视盘上缘少许荧光着染;C. 视野检查正常。患者随诊半年未见异常

(孙传宾)

参 考 文 献

1. Brodsky MC. Congenital anomalies of the optic disc//Miller NR, Newman NJ, Biousse V, et al. Walsh and Hoyt's Clinical Neuro-Ophthalmology. 6th ed. Vol. I. Philadelphia:Lippincott Williams and Wilkins,2005:151-195.

2. Brodsky MC. Congenital optic disk anomalies. Surv Ophthalmol,1994,39(2):89-112.

3. Kaur S,Jain S,Sodhi HB,et al. Optic nerve hypoplasia. Oman J Ophthalmol,2013,6(2):77-82.

4. Musgrove JM,Riley C. Septo-Optic Dysplasia:A Case Study. Neonatal Netw,2016,35(1):13-18.

5. Karahan E,Tulin Berk A. Ocular,Neurologic and Systemic Findings of the Cases with Optic Nerve Hypoplasia. Open Ophthalmol J,2016,10(1):5-11.

6. Golnik KC. Cavitary anomalies of the optic disc:neurologic significance. Curr Neurol Neurosci Rep,2008,8(5):409-413.

7. Itakura T,Miyamoto K,Uematsu Y,et al. Bilateral morning glory syndrome associated with sphenoid encephalocele. Case report. J Neurosurg,1992,77(6):949-951.

8. Mehrpour M,Oliaee Torshizi F,Esmaeeli S,et al. Optic nerve sonography in the diagnostic evaluation of pseudo-papilledema and raised intracranial pressure:a cross-sectional study. Neurol Res Int,2014,2015(1):309-318.

9. Bassi ST,Mohana KP. Optical coherence tomography in papilledema and pseudopapilledema with and without optic nerve head drusen. Indian J Ophthalmol. 2014,62(12):1146-1151.

10. Chiang J,Wong E,Whatham A,et al. The usefulness of multimodal imaging for differentiating pseudopapilloedema and true swelling of the optic nerve head:a review and case series. Clin Exp Optom,2015,98(1):12-24.

11. Neudorfer M,Ben-Haim MS,Leibovitch I,et al. The efficacy of optic nerve ultrasonography for differentiating papilloedema from pseudopapilloedema in eyes with swollen optic discs. Acta Ophthalmol. 2013,91(4):376-380.

12. 田国红,王敏,孙兴怀.先天性视盘发育异常的临床特征及鉴别诊断.中国眼耳鼻喉科杂志,2014,14(6):358-362.

13. 郑茜匀,余新平,陈洁,等.视盘倾斜综合征临床特征初步观察.中华眼底病杂志,2011,27(3):281-283.

14. 王晨晓,陈洁,童绎.视-隔发育不全一例.中华眼底病杂志,2006,22(6):422-423.

15. 安建斌,周娜磊,史俊芳,等.出血性埋藏性视盘玻璃疣特征分析.中国实用眼科杂志,2014,32(10):1202-1204.

16. 徐伟刚,潘波,刘娟.埋藏性视盘玻璃疣OCT检查的临床表现.国际眼科杂志,2013,13(11):2340-2342.

17. 潘宇澄,邹明舜.MRI诊断双侧先天性视盘缺损一例.临床放射学杂志,1999,18(10):646-647.

18. 赵红,宋国祥,何彦津.牵牛花综合征影像学诊断四例.中华眼科杂志,2003,39(8):504-505.

19. 陈晨,张迎秋,彭晓燕.先天性盘周葡萄肿6例.中华眼底病杂志,2015,31(3):293-294.

20. 吴倩影,张美霞,张军军.先天性视盘小凹合并黄斑病变的临床及光相干断层扫描图像特征.中华眼底病杂志,2015,31(4):385-387.

21. 王雅从,任骞,李丽,等.先天性视盘小凹一家系二例.中华眼底病杂志,2006,22(6):421-422.

第 二 章

与神经眼科相关的眼底疾病

第一节　与视神经疾病鉴别的黄斑疾病

黄斑病变通常指的是黄斑部的光感受器、视网膜色素上皮细胞等的病变,而视神经疾病累及的是视网膜节细胞及其神经纤维。早期的黄斑病变由于病变部位在视网膜外层,视网膜内层未受累或病变轻微,不易与视神经病变相鉴别。只累及黄斑区的视网膜节细胞及其神经纤维的病变依然是视神经病变,如 Leber 遗传性视神经病变,更不易诊断及与黄斑病变鉴别。

黄斑部疾病和视神经病变的鉴别诊断总结于表 2-1。

表 2-1　黄斑部疾病和视神经病变的鉴别

	黄斑部疾病	视神经疾病
OCT	视网膜外层、RPE 层异常	神经纤维层、节细胞层丢失
主诉	视物变形或视物模糊、视力下降	视物变暗、视力下降
疼痛	一般不伴有疼痛	有的有眼球运动时疼痛
屈光改变	可出现屈光状态改变(一般趋向于远视)	不影响屈光状态
疾病进展	一般比较缓慢	可能稳定、进展或者一过性
RAPD	阴性	单眼或双眼病变不对称者阳性
色觉	影响轻微	显著受损
视野	以中心暗点为主	可以出现各种类型的神经束性视野缺损
Amsler 方格表	中心暗点和/或视物变形	各种视野缺损
FERG	明适应 3.0 反应下降,明适应 3.0 闪烁光反应下降	一般正常
PERG	P50 振幅明显降低	主要影响 N95 振幅
mfERG	黄斑区反应振幅密度降低	一般正常
VEP	峰时延长、振幅降低,但不如 PERG 敏感	峰时延长和振幅降低明显,甚至低平或不能引出
EOG	Best 病和晚期 Stargardt 病 Arden 比降低	正常
红色色觉饱和度试验	影响轻微	显著受损
亮度比较试验	影响轻微	显著受损
光应力恢复试验	延长	正常
Pulfrich 现象	较不常见	较常见
对比敏感度	高频下降	低中频下降

一、黄斑变性和营养不良

变性(degeneration)指由于某些先期的疾病引起组织退化、变质并使功能减退。引起变性的原发病包括老年、炎症、外伤以及全身病,但与遗传无关。变性常进行性发展,单侧多见,不对称,若为老化所致者可能双侧、对称;营养不良(dystrophy)是指受某种基因决定,导致结构、功能进行性损害,为遗传性、缓慢进行性,常为双侧、对称性。曾有人将营养不良称为遗传性变性。本书仅阐述其中较为常见的 Stargardt 病和视锥细胞营养不良。

(一) Stargardt 病

Stargardt 病是一种遗传性萎缩性黄斑营养不良性疾病,常双眼对称发病,为常染色体隐性遗传,少数为常染色体显性遗传,但临床常见散发病例。具有 2 种特殊表现:黄斑椭圆形萎缩区和其周围视网膜的黄色斑点。

最常见的症状是双眼视力对称性进行性下降,大部分视力逐渐下降至 0.1,部分降至数指,可伴有畏光、色觉异常、中心暗点和暗适应缓慢。早期眼底可正常,最早出现中心凹反光消失,继而黄斑区出现颗粒状色素及黄色斑点,中心凹似乎蒙上一层透明漆。斑点是 RPE 细胞内脂褐质的聚集,也可以是局部脱色素和萎缩区域,呈颗粒状或融合,形态可呈圈点状、鱼尾状等,大小在 $100\mu m \sim 200\mu m$ 之间。在病情发展过程中,常不断吸收又不断出现。黄斑中央逐渐形成双眼对称横椭圆形境界清楚的萎缩区,横径约为 2DD,纵径约为 1.5DD,如同被锤击过的青铜片样外观,眼底检查呈灰黄色或金箔样反光。晚期病变后极部 RPE、神经视网膜及脉络膜毛细血管层进一步萎缩,裸露脉络膜大中血管及白色巩膜。

早期眼底正常时 FFA 可呈斑点状透见荧光,由中央区的 RPE 早期萎缩引起。进展期双眼黄斑部对称性椭圆形斑驳状透见荧光,病程较久者双眼黄斑区可见典型的对称性"牛眼"(靶心)状色素上皮萎缩区,呈斑点状透见荧光杂以斑点状遮蔽荧光(图 2-1)。脉络膜背景荧光减弱或消失,这是由于 RPE 细胞内脂褐质沉积,使得脉络膜荧光遮蔽,导致背景荧光普遍减弱,此时可见视网膜毛细血管更为清晰,称为脉络膜湮灭(dark choroids),大约 62% 的患者有这个表现。周围视网膜黄色斑点呈透见荧光。FAF 异常增强代表了 RPE 内脂褐质的过度聚集,RPE 萎缩后 FAF 减弱。在 Stargardt 病晚期,RPE 弥漫萎缩,但视盘周围的自发荧光信号仍正常,这是 Stargardt 病的一个特征表现。OCT 可显示 RPE 和光感受器病变的程度。

(二) 视锥细胞营养不良

视锥细胞营养不良(cone dystrophy)选择性地损害视锥细胞,伴不同程度视杆细胞损害,可呈常染色显性、隐性或 X 性连锁隐性遗传,表现为视力进行性减退、色觉、光觉异常及视网膜电图异常降低等。按病程的发展和疾病特点可分为静止型和进展型两类。患者常在 20 岁前发生视力下降或色觉障碍,白天畏光、视物模糊,而夜间好转的现象等。视力进行性下降,也可迅速降至 0.1,甚至数指或手动,视力低下时可出现眼球震颤。静止型主要表现为色觉障碍,视力下降不明显,偶有弱视和眼球震颤;进展型常在 20 岁前发生进行性色觉和视力下降,伴有昼盲或畏光,极少发生夜盲。

静止型视锥细胞营养不良黄斑区多表现正常,进展型视锥细胞营养不良眼底病变双眼对称,早期眼底基本正常或双眼黄斑区对称性的靶心样脱色素改变,中心凹反光消失(图 2-2)。随着病情进展,黄斑部可见青灰色或金箔样反光,PRE 萎缩,呈牛眼状或圆形萎缩灶。

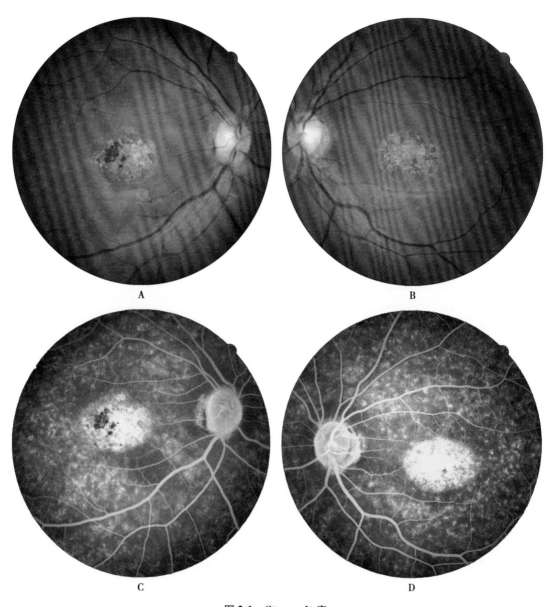

图 2-1 Stargardt 病

A、B. 眼底彩像。可见黄斑区萎缩，周围黄白色斑点；C、D. 造影晚期，可见黄斑区及斑点呈透见荧光

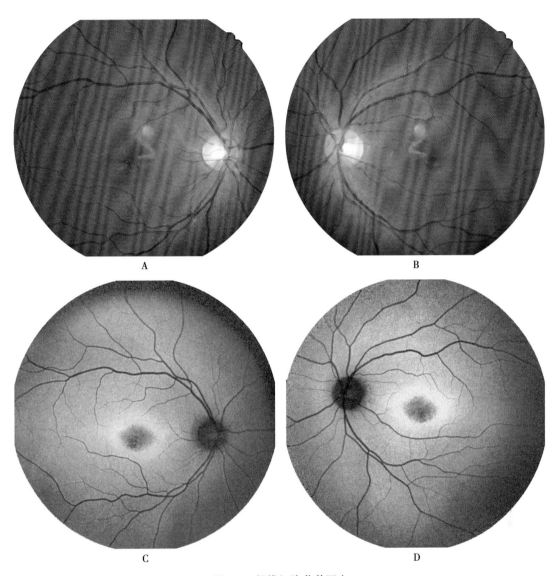

图 2-2　视锥细胞营养不良

A、B 分别为双眼底彩照,可见黄斑区色素较深,余未见异常;C、D 分别为双眼蓝光眼底自发荧光成像,可见黄斑中央自发荧光斑驳样,周围自发荧光增强

部分为弥漫性色素脱失,边界不清。晚期可见脉络膜毛细血管萎缩。周边部偶可见局灶性色素沉着。

FFA 表现为透见荧光,无荧光渗漏。OCT 主要表现为黄斑区光感受器消失,RPE 萎缩变薄,其上可见散在高反射颗粒样沉积物,中心凹的外层视网膜变薄。视野检查进展型可见中心暗点。视力下降到 0.3 时以下可出现色觉异常,早期为红绿色盲,晚期为全色盲,呈全色盲是本病的重要特征之一。ERG 明适应和闪烁光反应无波形或波形很低,暗适应基本正常。

二、急性区域性隐匿性外层视网膜病变

AZOOR 一般单眼受累或双眼不对称。症状包括视网膜受累区域的频繁闪光、视物变形、畏光、夜间视物困难,甚至周边视野丢失、颞侧盲点。但闪光和暗点是每个患者最主要的症状。初诊时平均视力 0.8(0.1~1.0)。

（1）早期（急性期）:黄斑未受累的患者视力影响不大,眼底往往正常。FAF 可见一个弥漫的强自发荧光区域,有时可进展。此时 RPE 尚没有损害,FAF 的强自发荧光是由于外层视网膜的破坏和随后的视色素丢失所致,视色素的丢失使穿透到达 RPE 的激发光增强。OCT 显示受累区域视网膜弥漫性光感受器丢失,但黄斑通常不受累。此时眼底检查在受累区的边缘有时可见到一条白线,数周后白线消失。因为白线存在的时间短,因此常被错过。少数患者有轻微的玻璃体反应。

（2）晚期（亚急性期或慢性期）:因黄斑通常未受累,因此视力损害较轻。典型的 AZOOR 病变表现为视盘周围的 RPE 萎缩,以及眼底其他部位的病变。大部分眼在受累和未受累视网膜之间有一条分界线,典型的为橘黄色,也可呈白色、灰色、甚至轻微色素沉着,可连续、间断或齿状,在 FAF 下最易查见,表现为围绕 RPE 萎缩区域的连续的强自发荧光。随着 AZOOR 病变的发展,这条 AZOOR 线可表现为不完整、间断,或串珠状。但也有些患者没有分界线,表现为受累区域弥漫性自发荧光增强,随后其周围可以出现环绕的斑驳状强、弱自发荧光区,最后可以融合发展成弱自发荧光区。AZOOR 的受累部位差异较大,可以有一个或多个区域受累,但视盘旁最易受累,也可位于黄斑旁、中周部等其他部位。有些患者在一个大的视盘旁病灶周围还可以有一个小的区域,称为"跳跃病灶(skip lesions)"。

所有患者 OCT 均表现为光感受器异常,包括椭圆体带和嵌合体带的断裂(图 2-3)。

在病变早期 FFA 通常正常,但随着 RPE 的变性,FFA 的早期可出现透见荧光。

亚急性或慢性 AZOOR 在 FAF、OCT、ICGA 下呈一种三区样表现:1 区为分界线以外的正常视网膜,FAF、OCT、ICGA 均正常。2 区为色素异常区,表现为斑驳状强自发荧光,OCT 可见与视网膜下玻璃疣样沉积物类似的多点样物质反射,ICGA 呈轻微的晚期脉络膜渗漏。3

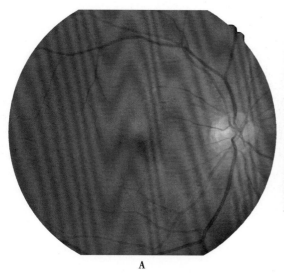

A

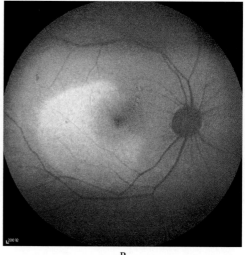

B

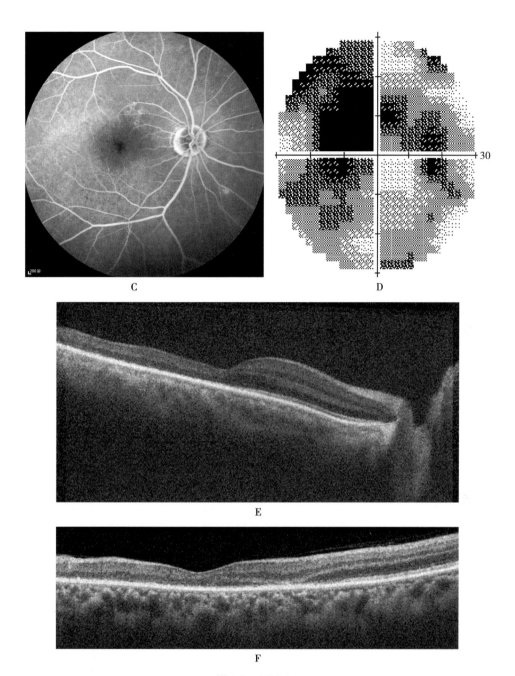

图 2-3　AZOOR

A. 示眼底彩像,可见黄斑颞下方眼底色泽略暗;B. 示蓝光眼底自发荧光成像,可见黄斑颞下方类圆
形强自发荧光区;C. 示 FFA 12m 09.93s,对应于强自发荧光区域有轻微的透见荧光;D. 视野,显示
与眼底病变一致的视野缺损;E、F. 分别为经黄斑区水平和垂直扫描,可见黄斑颞侧及下方(病变
区)外层丢失,而内层结构尚正常

区为萎缩区,OCT 可见光感受器、RPE 和脉络膜毛细血管萎缩,其他表现包括弱自发荧光和 ICGA 弱荧光。FAF、OCT 和 ICGA 下的这种三区表现是 AZOOR 的特征性病变。

病变可以进展,表现为分界线和病变区的扩大。分界线的持续存在说明病变还在进展,因此将其为 AZOOR 线。当病变稳定不进展时,AZOOR 线消失。疾病可以从后极部向黄斑和周边部视网膜进展,但中心凹区域常不受累,也有的患者病变从周边向后极部进展,有些患者的病变几乎可以累及整个眼底。晚期病例可出现视网膜内层及外层均受损,以及 RPE 和脉络膜的严重损伤,可以出现骨细胞样色素和视网膜内色素。不会形成像 MCF 一样的穿凿样脉络膜瘢痕,但部分患者会在 AZOOR 病变内或其边缘形成脉络膜新生血管,以及相应的出血和随后出现的视网膜下纤维瘢痕。

AZOOR 的诊断:①年轻人,尤其是女性,视野的某个局部区域出现闪光,伴相应区域视野异常;②FAF、OCT、ICGA 显示光感受器水平如椭圆体带异常;③随后 RPE 和脉络膜受累,FFA 显示窗样缺损,FAF、OCT、ICGA 显示典型的三区样表现。

总之,AZOOR 最先出现视网膜受累,并导致视野和 ERG 异常,以后逐渐出现 RPE 变性和脉络膜萎缩。病变区域进展或稳定时可伴或不伴新的病变区域的出现。通常单眼受累,但随访时另一眼可发病。病变最终稳定,但可遗留弥漫性视网膜变性。

三、多发性一过性白点综合征

MEWDS 最早于 1984 年 Jampol 和 Sieving 首先报道,近视的年轻人多见,特别是女性。主要表现为突然视力下降伴视野缺损,旁中心暗点或者生理盲点扩大,可伴有闪光和色觉障碍,常为单侧、自限性,但也可累及双眼,可复发。可并发脉络膜新生血管,并形成脉络膜视网膜瘢痕。可伴随 AMN、MCP、AZOOR 等。一般预后较好,常在数周至数月病变消退、视力和视野恢复正常,无需治疗。

眼底可见多个位于外层视网膜、RPE 和内层脉络膜的黄色或者黄白色小点,可从后极部延伸到赤道部,但黄斑周围的密度最高。点的直径可从 $100\mu m \sim 0.5DD$,可融合,常在视盘周围和沿血管弓分布(图 2-4,图 2-5)。高分辨率检查可发现每一个点都是由许多细小的病变成簇排列在一起的,这些点偶尔可在视网膜血管下线状排列,并形成斑状血管鞘。黄斑区可有非常细小的白色或橘黄色颗粒,这是 MEWDS 的特征性表现(图 2-7,图 2-8)。有些不典型的 MEWDS 只表现为黄斑区的颗粒,而没有白点,但这很可能只是因为在疾病的某个时期就诊,白点没有呈现出来而已。白点和黄斑颗粒同时存在时,可有玻璃体细胞、视盘肿胀,前节反应不常见。有些患者可有 RAPD。视野检查常表现为生理盲点扩大合并旁中心、颞侧或播散性暗点。ERG 和 EOG 异常。黄斑区颗粒和白点常在数周内消退,眼底色泽暂时呈现一种红棕色,随后色泽慢慢恢复正常。而视野、血管造影、OCT 的异常恢复的更慢。

眼底荧光血管造影在病变的急性期可发现多个丛状聚集的斑点状强荧光(有人称其为花环状 wreath-like)(图 2-6,图 2-7),可能是 RPE 异常导致,晚期染色,伴视盘着染。有些患者也有发现早期弱荧光,提示可能内层脉络膜灌注异常,或者炎症病灶的脉络膜荧光遮蔽。这些弱荧光会转变成强荧光。

吲哚青绿血管造影可见多个弱荧光的小圆点,比检眼镜和 FFA 下所见要多(图 2-7、图 2-8)。常可见环绕视盘的弱荧光区域,与生理盲点扩大的区域相对应。弱荧光区域可只在造影的早期、中期或晚期明显,有时在对侧正常眼也可见。部分病例弱荧光区可呈双层:一

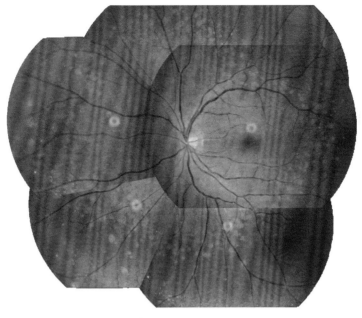

图 2-4　多发性一过性白点综合征
患者为 25 岁男性,左眼视力下降 4 天,左眼视力 0.1。眼底彩照拼图可见
视网膜广泛深层灰白色斑点,边界尚清

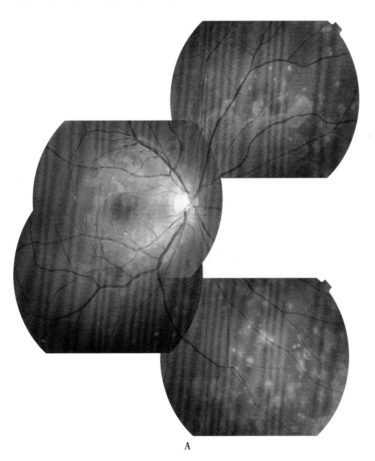

A

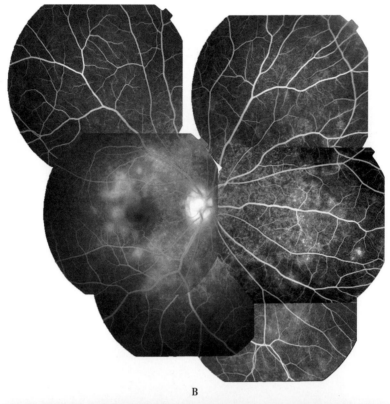

B

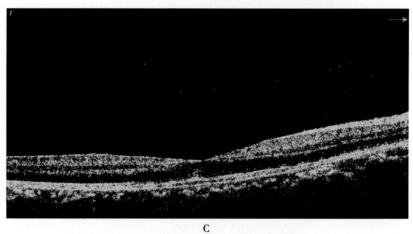

C

图 2-5 多发性一过性白点综合征

患者为 22 岁男性,右眼视力下降 1 月。右眼矫正视力 0.5。A. 眼底彩像拼图可见右眼后极部及中周部大片灰白色斑点,相互融合;B. FFA 拼图可见对应于灰白色病灶处晚期荧光渗漏,视盘着染;C. 经黄斑区 OCT 可见外层组织丢失

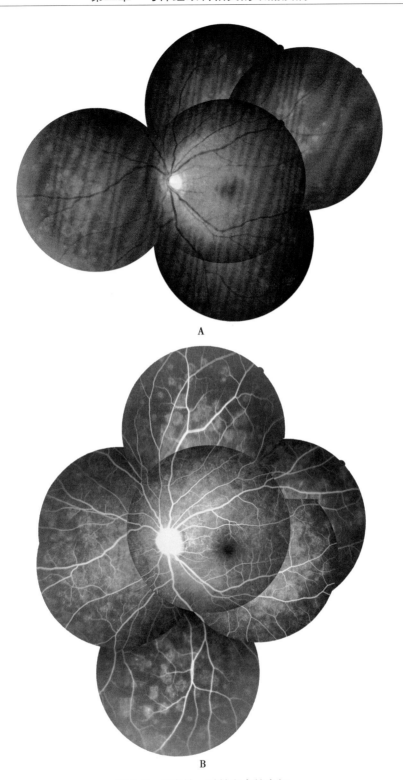

A

B

图 2-6 多发性一过性白点综合征
患者为 29 岁女性,左眼视力下降一周,VOS 0.3。A. 彩色眼底照相拼图可
见中周部眼底大量深层灰白色斑点状病灶;B. FFA 拼图可见这些斑点状
病灶呈透见荧光,可有轻微荧光渗漏

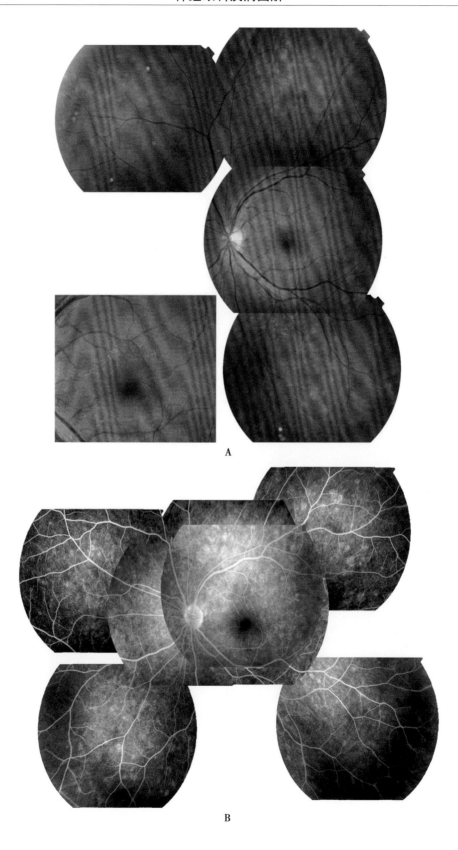

A

B

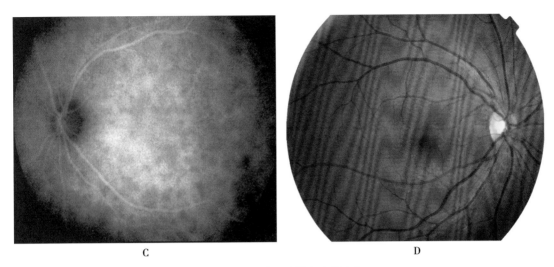

C   D

图 2-7 多发性一过性白点综合征

患者为 28 岁女性,左眼视物不清 1 周。VOD 0.5,矫正 1.0,VOS 0.3,矫正 1.0。A. 左眼底彩照拼图可见中周部大量灰白色深层斑点病灶,黄斑区还可见非常细小的橘黄色颗粒;B. FFA 拼图可见斑点病灶主要呈透见强荧光;C. ICGA 呈多个弱荧光的小圆点,比检眼镜和 FFA 下所见要多;D. 右眼底彩照黄斑区可见非常细小的橘黄色颗粒

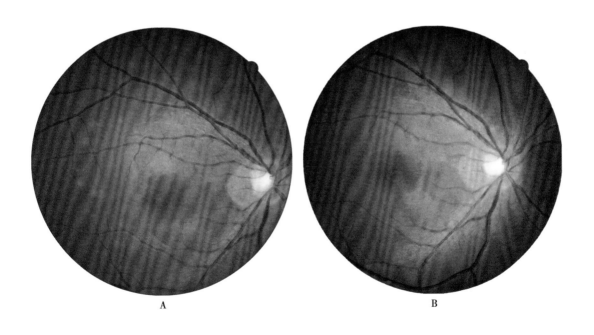

A   B

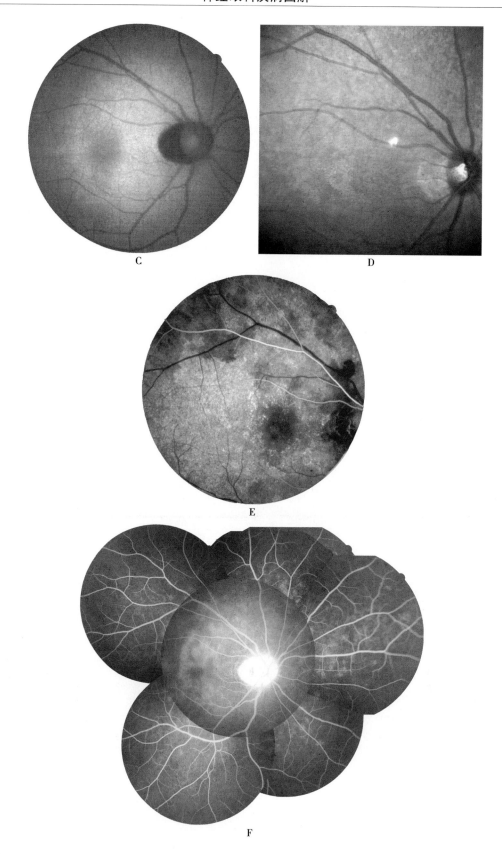

C

D

E

F

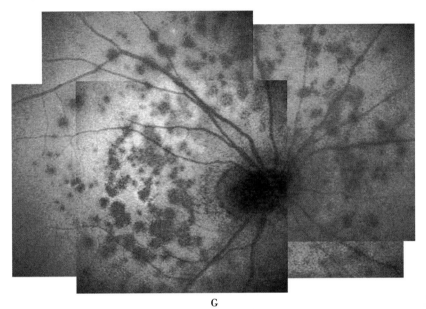

G

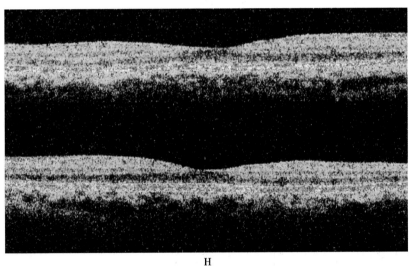

H

图 2-8 多发性一过性白点综合征

患者为 30 岁女性,右眼视物变形 2 天。视力右眼 0.2,左眼 1.0。A. 眼底彩照可见后极部散在深层灰白色斑点状病灶,黄斑区细小的黄色颗粒;C. 眼底自发荧光成像可见黄斑区的颗粒呈弱自发荧光,周围的病变区自发荧光略增强;D. 红外光眼底成像可见黄斑区的颗粒病变尤为清晰;E. FFA 12s 可见黄斑区的病灶透见荧光;F. FFA 拼图可见病灶荧光渗漏、组织着染;G. ICGA 拼图可见病灶呈明显的弱荧光斑;H. 双眼黄斑OCT 水平扫描,上图为右眼,下图为左眼,可见右眼黄斑外层结构丢失;B 为 10 天后眼底彩照,与 A 图对照,可见白点病变以及黄斑区的黄色颗粒均明显减少、甚至消失,此时视力恢复至 0.5

个暗的中心绕以更大的淡一些的弱荧光区。偶有强荧光,可能是炎性病变被 ICG 染料浸渍。MEWDS 弱 ICG 荧光可能是脉络膜炎性沉积物使脉络膜血管血流转向,并影响了外层 RPE 血视网膜屏障;或者由于毛细血管闭塞、低灌注或者炎症导致的短路使脉络膜毛细血管血流受损;炎性沉积物对 ICG 分子没有亲和力;RPE 对染料的摄取下降。

光学相干断层扫描可发现白点处为视网膜下的圆顶状高信号病灶,椭圆体带呈多点或弥漫信号减弱或断裂(图 2-5、图 2-8)。数周后高信号物质逐渐吸收、破坏的椭圆体带逐渐修复。复发病例,可出现外核层变薄。

眼底自发荧光成像的眼底异常可持续数月。在病变的急性期可发现白点处呈强自发荧光(图 2-8),视盘周围和黄斑区的棕黄色小点呈针尖样细小的弱自发荧光,有些强自发荧光区以视网膜血管为中心。在病变的晚期,针尖样弱自发荧光逐渐消失,而白点处的强自发荧光数目减少、边界不清,或者向中心缩小,呈中间强自发荧光、周围绕弱自发荧光晕,或者逐渐转为弱自发荧光病灶,抑或消失。白点处的强自发荧光是由于继发于 RPE 的改变,由于 RPE 上方光感受器的破坏或移位使得 RPE 自发荧光的衰减被减弱,或者光感受器外节盘膜的脱落速度加快。

第二节　与神经眼科相关的其他眼底疾病

一、视网膜中央动脉阻塞

视网膜动脉阻塞的原因可主要归纳为栓塞、动脉管壁改变与血栓形成、血管痉挛或以上因素的综合。青年患者动脉阻塞性疾病多与凝血机制异常、炎症、偏头痛、外伤、心脏病、镰刀细胞血液病及眼部异常,如视盘埋藏玻璃疣及视盘前动脉环有关。

视野颞侧周边常保留一窄区光感,这可能由于鼻侧视网膜向前伸延多于颞侧,而周边全层视网膜的营养,受脉络膜及视网膜血管双重供应所致。又因为视盘周围的视网膜通过 Zinn-Haler 血管环的小分支,或者后睫状动脉与视网膜血循环吻合支的供养,故也还保留某些生理盲点附近的残存视野小岛。约有 4% 的患眼为无光感、瞳孔散大,直接对光反应消失。这种无光感的眼,除视网膜中央动脉阻塞外,可能还合并睫状循环阻滞与视神经的血供障碍。

阻塞不完全时,黄斑成一暗区,只有阻塞完全时,才能见到樱桃红点。如视网膜中央动脉阻塞合并睫状循环阻滞,无樱桃红点,黄斑中心凹呈现暗褐色调。如有睫状视网膜动脉,在其供应区可呈现正常眼底颜色,多为舌形或矩形橘红色区,并保留与此区域相应视网膜功能。

荧光素眼底血管造影臂-视网膜循环时间和动静脉循环时间可延长。视网膜中央动脉阻塞后,由于动脉灌注压低,荧光素不能进入小动脉末梢和毛细血管而突然停止,如树枝折断状。黄斑周围小动脉充盈不完全呈断支状,偶可见轻度荧光素渗漏(图 2-9)。

视网膜中央动脉阻塞后,视网膜内层缺血,双极细胞受损,ERG 的 b 波下降,a 波(反映光感受器细胞功能)一般尚正常。除非脉络膜血循环也受累,EOG 一般均正常。

治疗愈早,效果愈好。因此,对视网膜中央动脉阻塞,应当作为眼科急症对待。原则上要紧急抢救,分秒必争。由于任何原因所致的血管阻塞都可能合并有血管痉挛,因而要积极

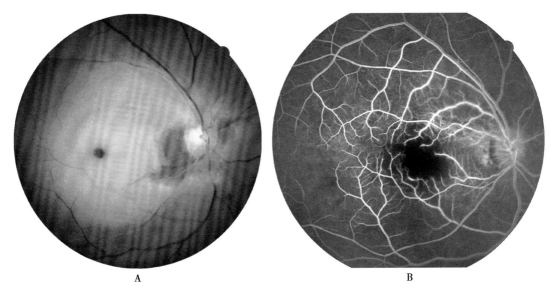

图 2-9 视网膜中央动脉阻塞
A. 眼底彩照可见除视盘周围外,视网膜弥漫白色混浊肿胀;B. 造影 39″8 可见视网膜动脉基本充盈,但黄斑周围小动脉仍充盈不完全,周围小血管代偿性扩张,部分血管轻微管壁渗漏

扩张血管,解除痉挛或驱使栓子进入小支血管,从而避免或减少视网膜功能的损害。对于新近发病尤其仅数小时的患者,宜作下列处理。

(1) 平卧:嘱患者平卧增加视网膜灌注。

(2) 降低眼压:首先可立即做眼球按摩降低眼内压。具体方法为用手指或前置镜下加压眼球 10~15 秒,然后撤,可重复操作约 20 分钟。压眼球的强度为镜下视网膜中央动脉搏动出现或动脉血流停止。宜尽早作前房穿刺,使用药物降低眼压,可以增强眼球按摩和前房穿刺的效果。

(3) 血管扩张剂:先用作用较快的药物,如吸入亚硝酸异戊酯,每安瓿 0.2ml 或舌下含三硝基甘油,每片 0.5mg,继以作用较长的血管扩张剂。应用血管扩张剂时,须注意患者的全身情况,是否能耐受急速的血管扩张。

(4) 碳合氧:碳合氧是指 95% 氧气(O_2)和 5% 二氧化碳(CO_2)混合气体,白天每小时吸一次,晚上入睡前与晨醒后一次,每次 10 分钟。可增加血液内的氧含量,二氧化碳还有扩张血管的作用,可增加血流量。但其效果也受到质疑。

(5) 病因治疗:如动脉炎的糖皮质激素治疗,激素用法根据具体患者不同而相应调整。通常起始剂量为泼尼松 1mg/kg/d,并持续数天。当症状改善以及检测炎症指标改善后(ESR 和 CRP),激素逐渐减量。

二、眼动脉阻塞

眼动脉阻塞(ophthalmic artery occlusion)视力受损严重,通常降低到无光感,可有眼痛。RAPD 阳性。由于视网膜中央动脉和供应葡萄膜的睫状动脉无血流故眼压通常降低,视网膜水肿混浊更加严重,通常无樱桃红点(图 2-10),部分患者数天后脉络膜循环改善也可出现樱桃红点。其余患者黄斑中心凹可能有一些不同程度的红润,可能为缺血有所恢复或缺血

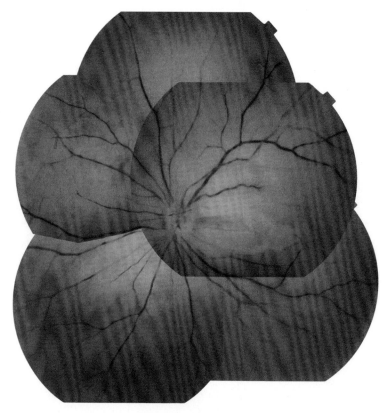

图 2-10 眼动脉阻塞

该患者鼻部注射玻尿酸后立即出现左眼无光感。眼底彩照拼图显示视网
膜弥漫白色混浊肿胀,黄斑区明显,无樱桃红

不严重。病变晚期视盘色苍白,后极部特别是黄斑部有较重的色素紊乱。

荧光素眼底血管造影臂-视网膜循环时间延长,视网膜循环时间延长,脉络膜血管和视网膜血管均充盈迟缓或充盈缺损。ERG a 波与 b 波均下降或消失。

三、眼缺血综合征

眼缺血综合征(ocular ischemic syndrome,OIS)是颈内动脉狭窄或阻塞所致的眼前后节缺血综合征。通常合并同侧颈动脉 90% 以上的狭窄。颈动脉血管粥样硬化是眼部缺血综合征的主要病因。

典型的早期眼部症状是暂时性同侧黑矇。可突然发作,持续 1 分钟或更短即恢复视力,也有逐渐恢复者。40% 患者主诉眼部痛或眉部钝痛,可放射至颞部,是能由于眼部缺血、眼内压升高或同侧脑膜缺血。约 2/3 患者初诊时有虹膜新生血管,严重病例有虹膜色素外翻。可出现前房闪辉(50%)。

视网膜动脉狭窄(90%),动脉走行平直,偶有局部狭窄,有的发作时可见动脉稍细,血柱呈节段状,并缓慢地向周边移动,静脉血柱亦呈节段状缓慢流向视盘,直立时更明显;视网膜静脉扩张(90%);视网膜出血和微血管瘤(80%),出血多为斑点状,位于眼底中周部及周边,偶见于后极部;当新生血管性青光眼导致的眼压升高超过视网膜中央动脉时可见樱桃红点(12%)，通常不如视网膜中央动脉阻塞时明显，出现樱桃红点，视力预后不佳。如患者无糖尿病，眼部缺血综合征一般无硬性渗出。

　　荧光素眼底血管造影臂-视网膜循环时间可延长，视网膜循环时间亦延长，充盈可迟缓或斑块状充盈。85%眼部缺血综合征有血管壁着染，大小血管、动静脉均可受累。微管壁瘤常见于中周与周边部眼底，于静脉期渗漏，晚期附近组织着染。有些病例可有视网膜毛细血管无灌注（图2-11）。

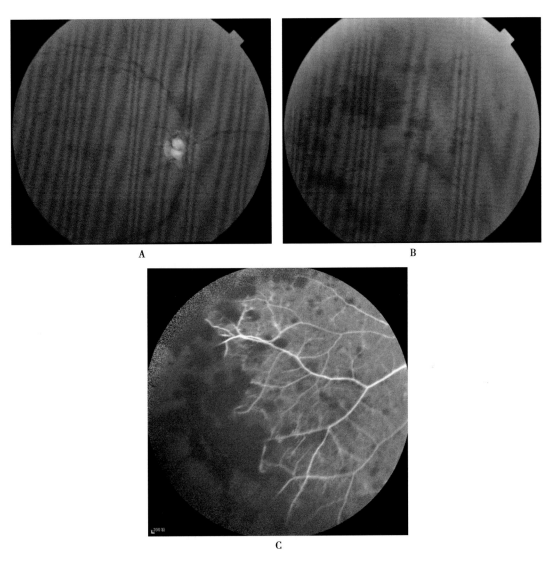

A　　　　　　　　　　　　　　　　B

C

图2-11　眼缺血综合征

　　患者右眼逐渐视物模糊3个月，加重3天，右眼视力光感。A、B. 眼底彩照可见视网膜静脉扩张，视网膜散在斑片状深层出血，主要位于中周部；C. FFA 4m11s可见视网膜小血管轻微渗漏，周边无灌注。该患者臂-视网膜循环时间23秒。MRA证实该患者右侧颈内动脉颅内段重度狭窄

　　吲哚青绿血管造影臂-脉络膜循环和脉络膜内循环时间延长，提示严重的脉络膜低灌注。脉络膜低灌注导致脉络膜毛细血管闭锁和脉络膜血管血循环的削弱，减慢外周分水岭

区灌注或无灌注。

ERG a、b 波均降低。a 波代表感光细胞的电活动,而 b 波与内层视网膜功能相关。在视网膜中央动脉阻塞,内层视网膜缺血,b 波功能下降,a 波不受影响。但在眼部缺血综合征,脉络膜与视网膜同时受累,故 a、b 波均有所降低。

颈动脉造影能发现有同侧颈内动脉或颈总动脉阻塞,有些患者颈内动脉的阻塞部位不是位于颅外段,而是位于颅内,需进行 MRA、CTA 或 DSA 检查才能明确。

治疗首先是行颈动脉内膜剥除或支架植入,改善缺血。眼部表现对症治疗,如玻璃体腔注射抗 VEGF 药物、降低眼压、视网膜光凝等。

四、Vogt-小柳原田综合征

Vogt-小柳原田综合征是一种以双眼肉芽肿性葡萄膜炎为特征的并常伴有脑膜刺激征、听觉功能障碍、皮肤和毛发异常的自身免疫性疾病。通常原田病指弥漫性脉络膜炎、脉络膜视网膜炎或神经视网膜炎,是 VKH 的早期表现;而小柳病指复发性肉芽肿性前葡萄膜炎,是 VKH 的后期表现。没有仅表现为前葡萄膜炎的患者。

前驱期是指葡萄膜炎发生前的 3~7 天,少数可延至 2 周内。患者有发热、乏力等全身非特异性改变,可有头痛、眩晕、恶心、呕吐、头皮过敏(头发或头皮触摸异常等)、颈项强直、耳鸣、耳塞感、听力下降等。眼部可无明显改变,也可出现以下异常:眼眶疼痛、眼痛;畏光、流泪;眼红(结膜充血)、轻度视物模糊等。

后葡萄膜炎期一般指葡萄膜炎发生后的 2 周内,表现为双眼突然视力下降,或视力先后下降,一般双眼发病间隔在一周之内。视力下降程度可有明显不同,多降至 0.3 以下。此时眼底表现为脉络膜炎症造成不规则视网膜轻微隆起,呈现"丘陵状"高低不平的外观,随后出现多发性神经视网膜浅脱离、渗出性视网膜脱离,视网膜呈泡状隆起(图 2-12)。双侧视盘肿胀,常伴有视盘血管扩张,严重者可伴有视盘及附近出血。

前葡萄膜受累期一般指葡萄膜炎发生 2 周后至 2 个月内,表现为非肉芽肿性前葡萄膜炎。眼部病变仍以眼底病变为主,易出现渗出性视网膜脱离。一般无睫状充血,更不易出现混合性充血。不出现 Bussaca 结节,偶可有小的 Koeppe 结节,不引起虹膜后粘连和虹膜周边前粘连,一般不出现前房纤维素性渗出。

恢复期特征为脉络膜和皮肤脱色素、晚霞状眼底、Dalen-Fuchs 结节。角膜缘周围色素脱失(Sagiura 征)往往是最早的色素脱失,常于葡萄膜炎发生后一个月内出现。可出现视盘苍白。此期可持续 3 个月至数年。

前葡萄膜炎反复发作期一般指葡萄膜炎发生 2 个月后至以后相当长时间,表现为复发性肉芽肿性前葡萄膜炎,一般为双眼同步受累,通常不出现或仅出现轻微的眼红、眼痛、畏光、流泪等表现。复发时,绝大多数患者诉有视力突然下降。睫状充血通常较轻,常发生于葡萄膜炎复发时(前葡萄膜炎反复发作期),当虹膜完全后粘连引起眼压显著升高时可出现显著的睫状充血。KP 分布于下方,极少数可弥漫分布。前房闪辉与炎症细胞增加通常不成比例,即闪辉较重,细胞相对较少。虹膜可有 Koeppe 结节或 Busacca 结节,Koeppe 结节通常较大,呈半透明"胶冻状"外观,可融合,有时呈项圈样分布;Busacca 结节呈"西米状"外观。可有前房纤维素性渗出或瞳孔区纤维增殖膜、虹膜表面絮状渗出物。

治疗主要是糖皮质激素、免疫抑制剂等。

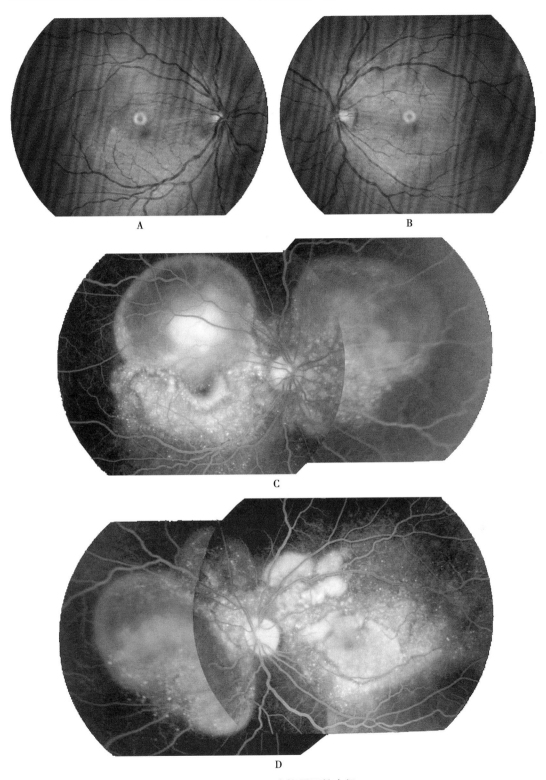

图 2-12 Vogt-小柳原田综合征

A、B. 双眼眼底彩照,可见后极部多灶性神经视网膜脱离、视网膜皱褶;C、D. 分别为右眼、左眼 FFA 拼图,清晰显示神经视网膜脱离区的湖样荧光积存,以及点状荧光渗漏、视盘荧光着染

五、副肿瘤性视网膜视神经病变

副肿瘤性视网膜视神经病变（paraneoplastic retina and optic neuropathy，RPON）是指视网膜和视神经受累的副肿瘤综合征（paraneoplastic syndrome，PNS），包括癌症相关性视网膜病变（cancer associated retinopathy，CAR）、癌症相关性视锥细胞功能障碍（cancer-associated cone dysfunction，CACD）、黑色素瘤相关性视网膜病变（melanoma-associated retinopathy，MAR）、副肿瘤性视神经病变（paraneoplastic optic neuropathy，PON）、双眼弥漫性葡萄膜黑色素细胞增生（bilateral diffuse uveal melanocytic proliferation，BDUMP）、自身免疫相关性视网膜病变和视神经病变等。

（一）癌症相关性视网膜病变

引起 CAR 的恶性肿瘤较多，小细胞肺癌最常见，其次为生殖系统肿瘤和乳腺癌。该病无性别差异，常表现为数周至数月内亚急性双眼同时或先后无痛性视力丧失，约一半患者视觉症状出现于全身恶性肿瘤表现出临床症状和体征前 3～12 个月（平均 5 个月）。双眼视力下降程度可不对称，无光感至 0.8 之间，常于 6～18 个月内从最初的视力下降进行性发展为双眼完全视力丧失。发病初患者可有短暂性视物模糊或双眼视力丧失。由于视锥细胞功能受损，表现为进行性视力减退、畏光、眼前闪光、色觉障碍、中心暗点等。患者的畏光主要表现为对光敏感（眩光），光照后炫目感的时间延长，戴墨镜可改善症状。由于视杆细胞功能障碍，出现夜盲、暗适应延长、中周部暗点（环形暗点），甚至周边部广泛视野缺损。个别患者可出现埃迪瞳孔、屈光参差。发病早期，眼底一般正常，随着疾病进展可逐渐出现动脉变细、视网膜色素上皮（RPE）层变薄、眼底呈斑驳状改变，数月后可出现视盘变白，偶可见葡萄膜炎、视网膜血管炎、静脉周围炎等，表明有轻微的炎症改变。若双眼病变程度不一致或先后发病，可有不同程度的瞳孔传入障碍。荧光素眼底血管造影（FFA）在 RPE 变薄区域可呈斑驳状透见荧光，伴有视网膜血管炎者可有血管壁和视网膜组织的着染。自发荧光成像可见 RPE 变薄区域眼底自发荧光减弱。光相干断层扫描（OCT）可见视网膜外层变薄或丢失。视网膜电图（ERG）表现为熄灭型 a、b 波，或视杆细胞反应的损害大于视锥细胞反应（图 2-13～图 2-15）。脑脊液检查正常，或有蛋白含量增加、淋巴细胞增多改变。病理改变主要是弥漫性光感受器变性，表现为光感受器内外节连接（IS/OS）丢失，外核层广泛而严重的变性甚至完全消失，外丛状层变薄，而视网膜的内层不受损，伴或不伴炎性改变，偶尔可见视网膜外层散在噬黑素细胞，RPE 和脉络膜毛细血管均未受破坏，节细胞层、视神经、膝状体距状通路均正常。与 CAR 有关的抗体主要是恢复蛋白。CAR 尚无有效的治疗方法。

（二）癌症相关性视锥细胞功能障碍

癌症相关性视锥细胞功能障碍（CACD）是 CAR 的一种非常少见的亚型，只有视锥细胞受累。患者通常只表现为视力下降，自觉戴墨镜改善视力，色觉下降甚至全色盲，中心暗点、视网膜血管变细。ERG 显示视锥细胞反应异常，而视杆细胞反应正常。视网膜黄斑区 IS/OS 完全丢失，外核层丢失。脑脊液正常或有轻微的淋巴细胞增多。病理检查发现视锥细胞弥漫丢失，黄斑区这一表现尤为严重，并伴有外丛状层色素性巨噬细胞浸润。与 CAR 常在数月内视力丧失相比，CACD 的视力预后不确定性更大。

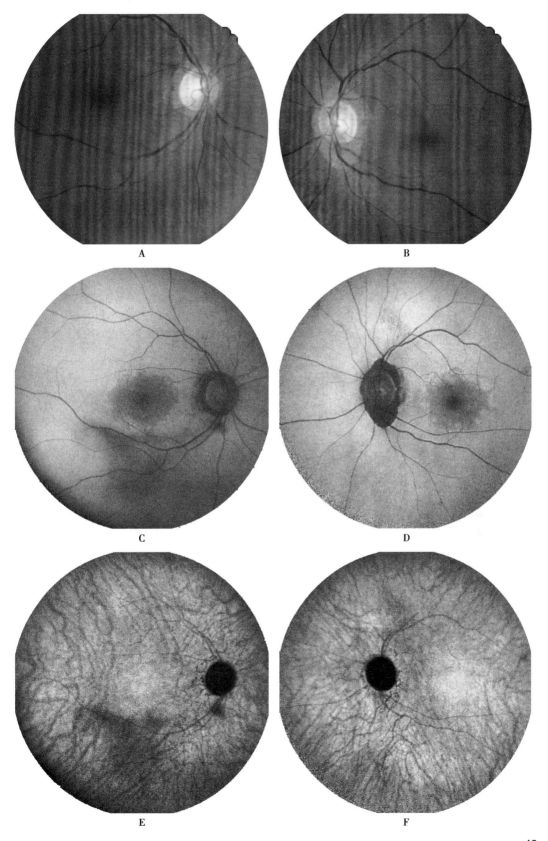

A

B

C

D

E

F

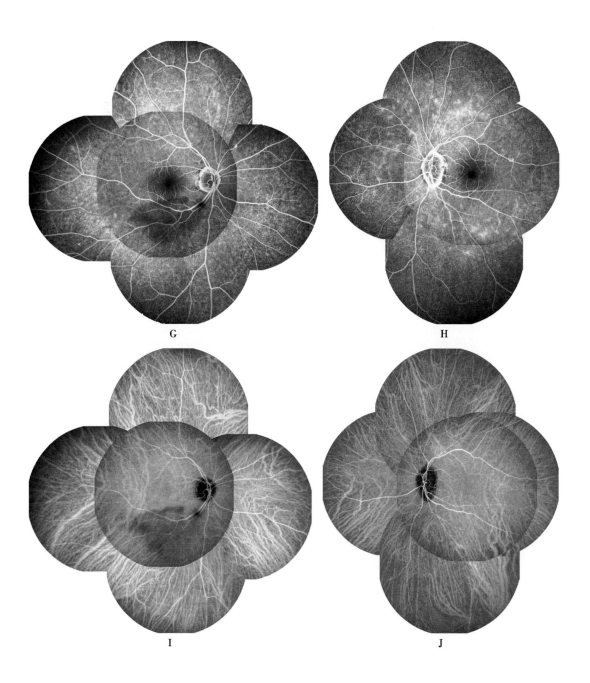

G

H

I

J

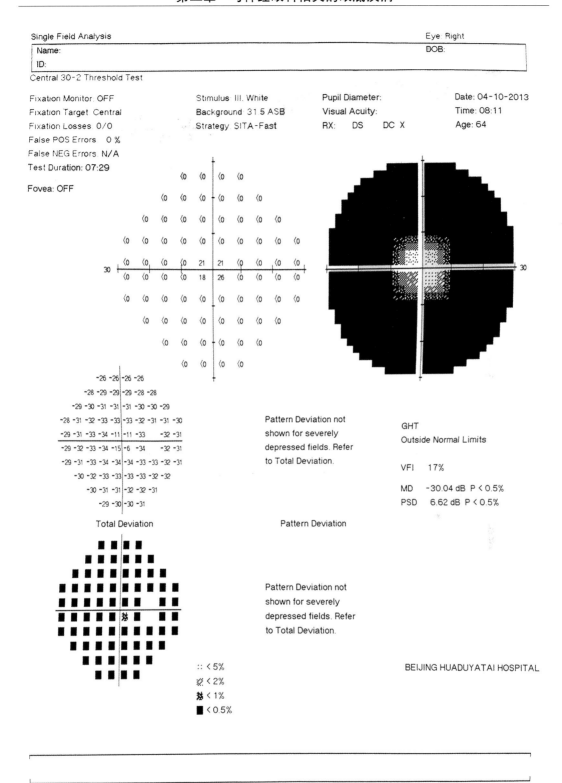

Single Field Analysis   Eye: Right

Name: DOB:

ID:

Central 30-2 Threshold Test

Fixation Monitor: OFF   Stimulus: III, White   Pupil Diameter: Date: 04-10-2013

Fixation Target: Central   Background: 31.5 ASB   Visual Acuity: Time: 08:11

Fixation Losses: 0/0   Strategy: SITA-Fast   RX: DS   DC X   Age: 64

False POS Errors: 0 %

False NEG Errors: N/A

Test Duration: 07:29

Fovea: OFF

Total Deviation values:
```
              -26 -26 -26 -26
         -28 -29 -29 -29 -28 -28
      -29 -30 -31 -31 -31 -30 -30 -29
   -28 -31 -32 -33 -33 -32 -31 -31 -30
   -29 -31 -33 -34 -11 -11 -33     -32 -31
   -29 -32 -33 -34 -15 -6  -34     -32 -31
   -29 -31 -33 -34 -34 -34 -33 -33 -32 -31
      -30 -32 -33 -33 -33 -32 -32
         -30 -31 -31 -32 -32 -31
              -29 -30 -30 -31
```

Total Deviation

Pattern Deviation not
shown for severely
depressed fields. Refer
to Total Deviation.

Pattern Deviation

Pattern Deviation not
shown for severely
depressed fields. Refer
to Total Deviation.

:: < 5%

▨ < 2%

▩ < 1%

■ < 0.5%

GHT

Outside Normal Limits

VFI   17%

MD   -30.04 dB   P < 0.5%

PSD   6.62 dB   P < 0.5%

BEIJING HUADUYATAI HOSPITAL

K

Single Field Analysis   Eye: Left

Name:	DOB:
ID:	

Central 30-2 Threshold Test

Fixation Monitor: OFF   Stimulus: III, White   Pupil Diameter: Date: 04-10-2013
Fixation Target: Central   Background: 31.5 ASB   Visual Acuity: Time: 08:20
Fixation Losses: 0/0   Strategy: SITA-Fast   RX: DS   DC X   Age: 64
False POS Errors: 0 %
False NEG Errors: N/A
Test Duration: 06:43

Fovea: OFF

```
              ⟨0  ⟨0  ⟨0  ⟨0
          ⟨0  ⟨0  ⟨0  ⟨0  ⟨0  ⟨0
      ⟨0  ⟨0  ⟨0  ⟨0  ⟨0  ⟨0  ⟨0  ⟨0
  ⟨0  ⟨0  ⟨0  ⟨0  ⟨0  ⟨0  ⟨0  ⟨0  ⟨0
  ⟨0  ⟨0  ⟨0  ⟨0  19  19  ⟨0  ⟨0  ⟨0  ⟨0
30⟨0  ⟨0  ⟨0  ⟨0  23  21  ⟨0  ⟨0  ⟨0  ⟨0  30
  ⟨0  ⟨0  ⟨0  ⟨0  ⟨0  ⟨0  ⟨0  ⟨0  ⟨0
      ⟨0  ⟨0  ⟨0  ⟨0  ⟨0  ⟨0  ⟨0  ⟨0
          ⟨0  ⟨0  ⟨0  ⟨0  ⟨0  ⟨0
              ⟨0  ⟨0  ⟨0  ⟨0
```

```
            -26 -26 -26 -26
        -28 -28 -29 -29 -29 -28
    -29 -30 -30 -31 -31 -31 -30 -29
-30 -31 -31 -32 -33 -33 -33 -32 -31 -28
-31 -32    -33 -13 -13 -34 -33 -31 -29
-31 -32    -34 -9 -11 -34 -33 -32 -29
-31 -32 -33 -33 -34 -34 -34 -33 -31 -29
    -32 -32 -33 -33 -33 -33 -32 -30
        -31 -32 -32 -31 -31 -30
            -31 -30 -30 -29
```

Total Deviation

Pattern Deviation not
shown for severely
depressed fields. Refer
to Total Deviation.

GHT
Outside Normal Limits

VFI   17%

MD   -30.10 dB P < 0.5%
PSD   6.34 dB P < 0.5%

Pattern Deviation

Pattern Deviation not
shown for severely
depressed fields. Refer
to Total Deviation.

:: < 5%
▨ < 2%
▩ < 1%
■ < 0.5%

BEIJING HUADUYATAI HOSPITAL

© 2010 Carl Zeiss Meditec
HFA II 740-20299-5.1/5.1

L

FERG: 暗适应 0.01

暗适应,无背景光,0.01cd*s/m²白色闪光

Grid X: 20 ms/d,

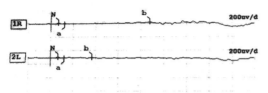

No.	a [ms]	b [ms]	N-a [μv]	a-b [μv]
1R	12.5	88.0	10.0	21.3
2L	12.5	37.0	8.0	4.2

FERG: 暗适应 3.0

暗适应,无背景光,3.0cd*s/m²白色闪光

Grid X: 20 ms/d,

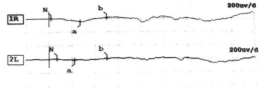

No.	a [ms]	b [ms]	N-a [μv]	a-b [μv]	b/a
1R	27.5	50.0	53.8	73.2	1.36
2L	22.5	50.0	25.7	28.9	1.13

FERG: 暗适应 3.0 震荡电位

暗适应,无背景光,3.0cd*s/m²白色闪光

Grid X: 10 ms/d,

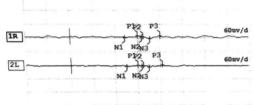

No.	OS1 [μv]	OS2 [μv]	OS3 [μv]	OS
1R	9.7	-1.7	14.5	22.52
2L	6.1	0.6	10.9	17.60

FERG: 明适应 3.0

明适应,30cd/m²背景光,3.0cd*s/m²白色闪光

Grid X: 15 ms/d,

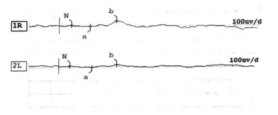

No.	a [ms]	b [ms]	N-a [μv]	a-b [μv]	b/a
1R	20.5	37.5	13.6	42.7	3.13
2L	22.0	38.5	14.9	24.5	1.65

FERG: 明适应 3.0 闪烁

明适应,30cd/m²背景光,3.0cd*s/m²白色闪光

Grid X: 20 ms/d,

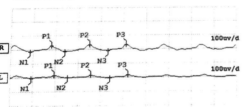

FERG: 暗适应 30.0

暗适应,无背景光,30cd*s/m²白色闪光

Grid X: 20 ms/d,

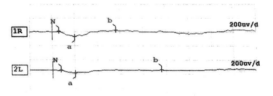

No.	a [ms]	b [ms]	N-a [μv]	a-b [μv]
1R	20.0	56.5	82.7	100.5
2L	20.0	95.5	41.2	56.2

FERG: 明适应 3.0 闪烁

No.	N1 [ms]	P1 [ms]	N1-P1 [μv]	N2-P2 [μv]	N3-P3 [μv]	Flicker Amp [μv]
1R	17.5	36.5	46.2	49.8	47.1	47.7
2L	19.0	39.5	23.8	21.4	22.9	22.7

M

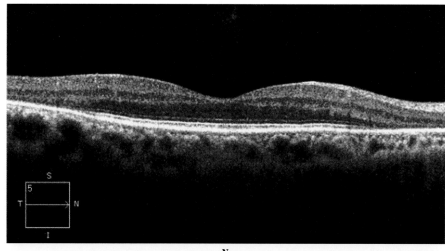

N

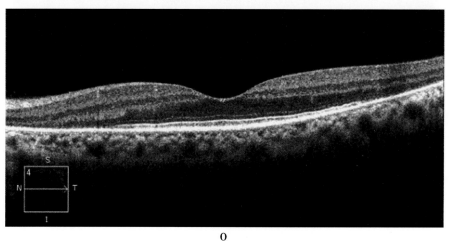

O

图 2-13 癌症相关性视网膜病变

患者为 63 岁男性,双眼前闪光、周边视野缺损三个月,暗光下、强光下视力均下降。4 个月前行右耳前"黑痣"切除术,术后病理提示基底细胞癌,切缘干净。B 超示双侧颈部多发肿大淋巴结。VOD 0.8,VOS 0.8。A、B. 双眼底彩照,未见异常;C、D. 双眼蓝光眼底自发荧光,可见黄斑中心以外视网膜自发荧光弥漫增强(右眼下方血管弓处自发荧光减弱系玻璃体后脱离混浊遮挡);E、F. 双眼近红外光眼底自发荧光,除右眼下方玻璃体混浊遮挡外,其余部位自发荧光未见异常;G、H. 双眼眼底荧光素血管造影拼图,可见视网膜散在斑驳状透见荧光,并有小血管的轻微荧光渗漏;I、J. 双眼吲哚青绿血管造影拼图,除右眼有玻璃体混浊荧光遮蔽外,其余未见异常;K、L. 分别为双眼视野,显示呈管状视野;M. 闪光视网膜电图,可见各波形均严重降低或熄灭,尤以视杆反应明显;N、O. 双眼黄斑区水平扫描 OCT,可见黄斑中央视网膜各层结构尚完整,但其周围视网膜外层丢失,累及外丛状层以外各层,说明光感受器丢失

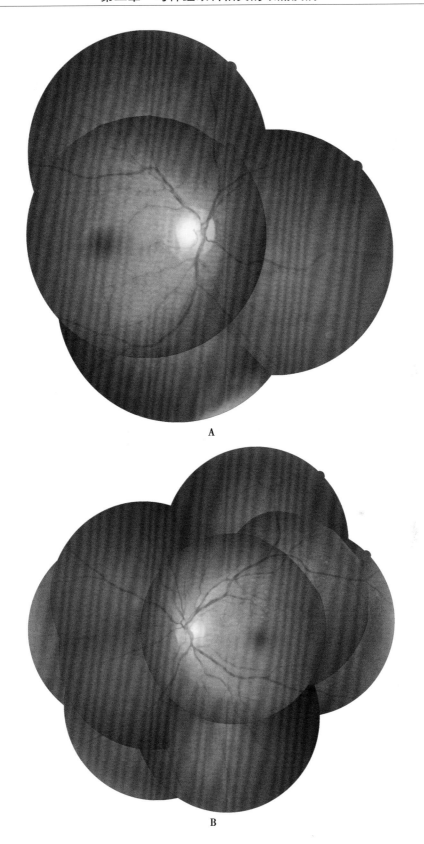

A

B

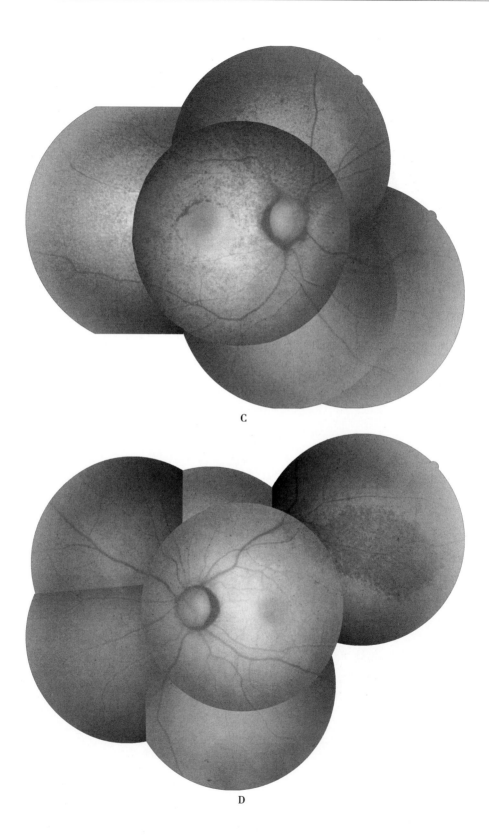

C

D

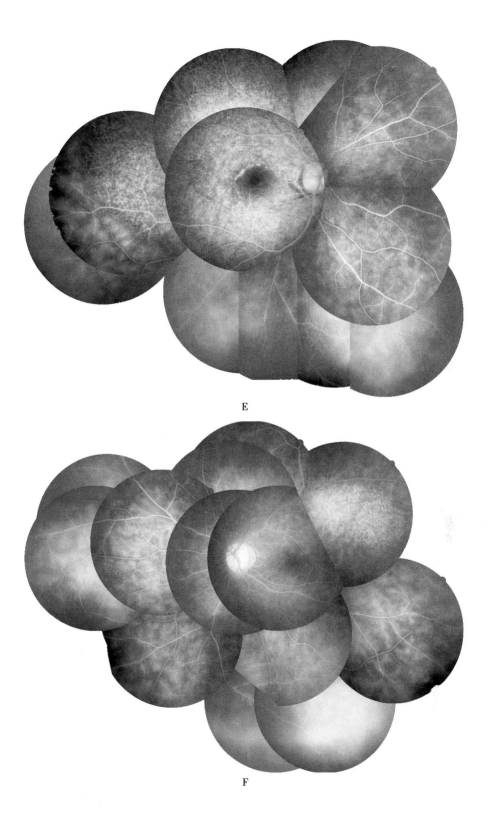

E

F

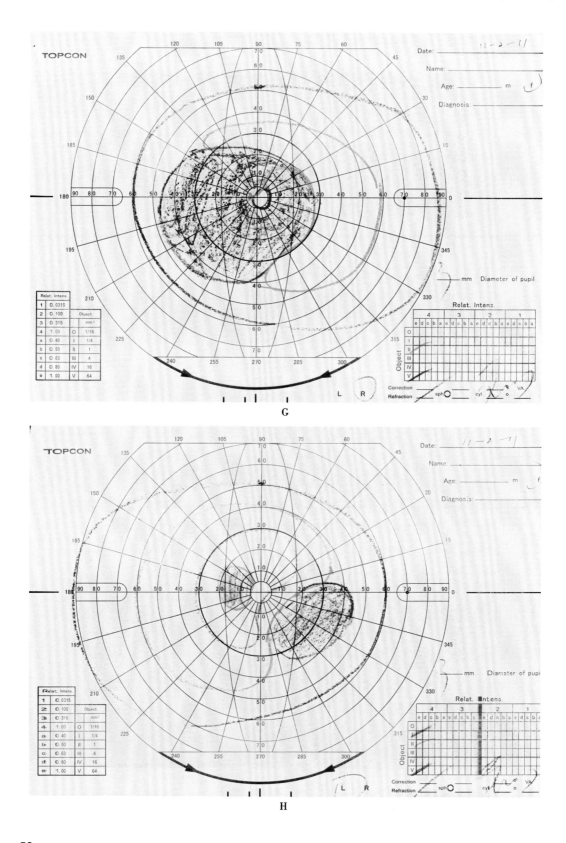

G

H

52

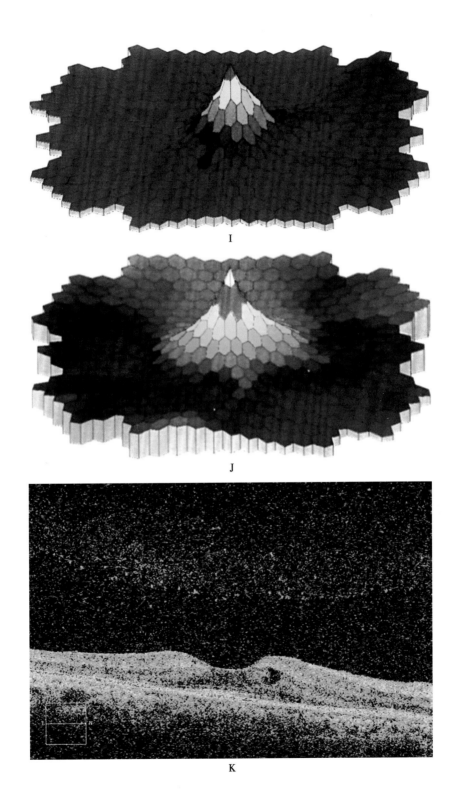

I

J

K

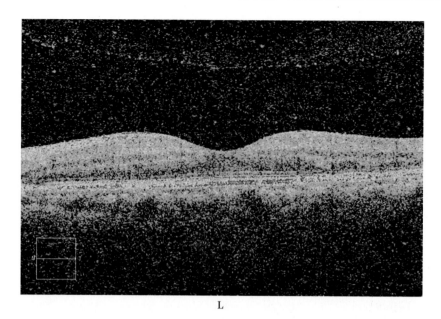

L

图 2-14　癌症相关性视网膜病变

患者为 42 岁女性,双眼前闪光感伴视野缺损 7 个月,伴夜间视力差,右眼鼻侧视物遮挡。随病程进展患者感眼前闪光感增强,自觉戴墨镜视力改善,左眼也自觉视野缺损,当时视力右 0.6,左 1.0。出现眼部症状前 1 年,有副肿瘤综合征相关的皮肤盘状红斑狼疮、干燥综合征等。随后发现前纵隔占位,手术证实为侵袭性胸腺瘤 B3 型。眼部症状于发现肿瘤时出现。A、B. 眼底彩照拼图,可见右眼后极部 RPE 萎缩、色素轻微紊乱;左眼颞上方也可见局限性类似改变;C、D. 双眼蓝光眼底自发荧光拼图,可见右眼后极部弥漫自发荧光减弱斑点,在黄斑中央周围形成清晰的边界;左眼颞上方可见局限性自发荧光减弱病灶;E、F. 眼底荧光血管造影拼图,显示右眼后极部弥漫透见荧光,左眼颞上方局限性透见荧光病灶,双眼周边部有视网膜血管荧光渗漏;G、H. 双眼视野图,可见视野缺损与眼底改变(FAF 的弱自发荧光区、FFA 的透见荧光区)一致;I、J. 多焦视网膜电图,可见反应密度降低的区域与眼底改变一致;K、L. 双眼黄斑区 OCT,可见右眼除黄斑中心凹附近外,其余部位的视网膜外层(外丛状层以外)全部丢失,左眼黄斑周围也出现外层变薄或断裂的改变

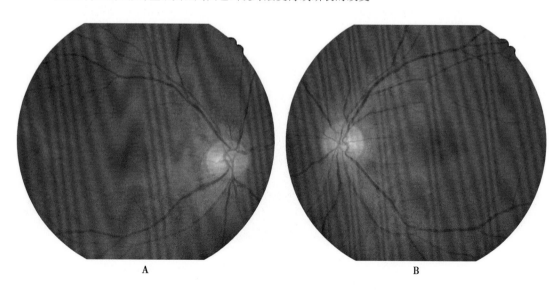

A　　　　　　　　　　　　　　　　B

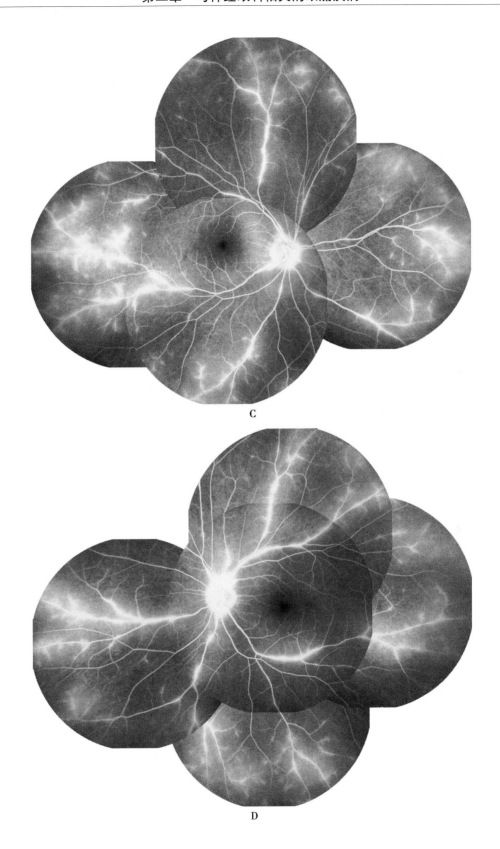

C

D

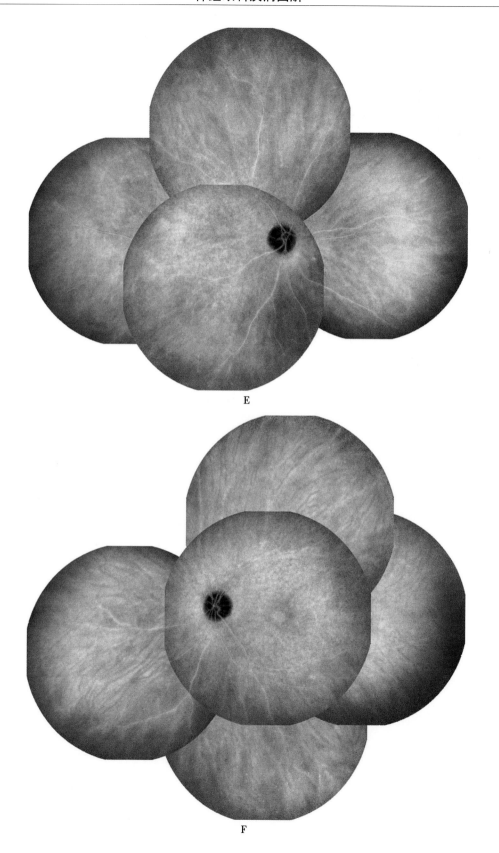

E

F

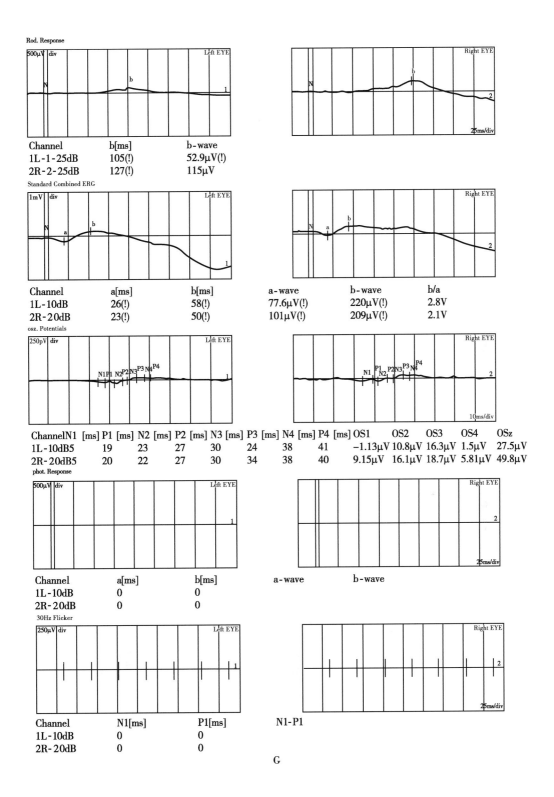

Rod. Response

Channel	b[ms]	b-wave
1L-1-25dB	105(!)	52.9μV(!)
2R-2-25dB	127(!)	115μV

Standard Combined ERG

Channel	a[ms]	b[ms]	a-wave	b-wave	b/a
1L-10dB	26(!)	58(!)	77.6μV(!)	220μV(!)	2.8V
2R-20dB	23(!)	50(!)	101μV(!)	209μV(!)	2.1V

osz. Potentials

Channel	N1 [ms]	P1 [ms]	N2 [ms]	P2 [ms]	N3 [ms]	P3 [ms]	N4 [ms]	P4 [ms]	OS1	OS2	OS3	OS4	OSz
1L-10dB	5	19	23	27	30	24	38	41	−1.13μV	10.8μV	16.3μV	1.5μV	27.5μV
2R-20dB	5	20	22	27	30	34	38	40	9.15μV	16.1μV	18.7μV	5.81μV	49.8μV

phot. Response

Channel	a[ms]	b[ms]	a-wave	b-wave
1L-10dB	0	0		
2R-20dB	0	0		

30Hz Flicker

Channel	N1[ms]	P1[ms]	N1-P1
1L-10dB	0	0	
2R-20dB	0	0	

G

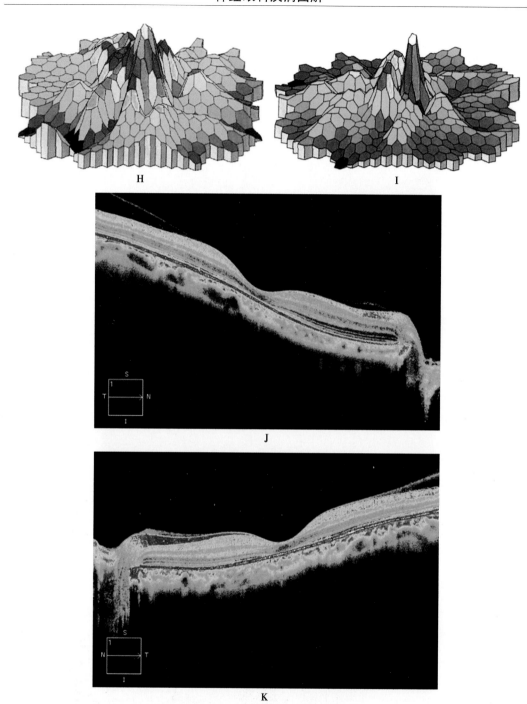

图 2-15 癌症相关性视锥细胞功能障碍

患者为 54 岁女性,双眼视力进行性下降一年,伴畏光、色觉异常。视力在一年时间内逐渐下降至右眼 0.05、左眼 0.04。自觉晚上看东西较白天更好。畏光明显,自觉戴墨镜改善。近半年出现不稳定易变的垂直复视,导致看东西时有时会出现上下错位。2004 年行子宫肌瘤切除术,2008 年患"甲亢"(T3、T4 高),后治愈,2 年前因压力性尿失禁,行"微创悬吊术",治愈。系统检查发现"胸腺瘤"。A、B. 眼底彩照未见异常;C、D. 眼底荧光素血管造影拼图,可见周边视网膜静脉荧光渗漏;E、F. 吲哚青绿血管造影拼图,未见明显异常;G. FERG 可见视杆反应各波低平,但视锥反应各波完全熄灭,提示视锥细胞损伤较视杆细胞严重;H、I. 多焦视网膜电图,可见双眼中心反应密度下降;J、K. 双眼黄斑区 OCT 扫描,可见黄斑中央视网膜外层消失,提示光感受器丢失

（三）副肿瘤性视神经病变

副肿瘤性视神经病变（PON）较副肿瘤性视网膜病变少见，视觉症状常在恶性肿瘤确诊之前出现，最常见的肿瘤是肺癌，尤其是小细胞肺癌。PON 常是脑干或小脑综合征的一部分，表现为双眼亚急性、进行性、无痛性视力下降，但一般都双眼不对称、先后发病，视力丧失常在数天至数周快速进展。双眼不对称者可有相对性瞳孔传入障碍，视盘正常或水肿。视野可以表现为盲中心暗点、弥漫性收缩或弓形暗点。脑脊液正常，或者淋巴细胞增多、蛋白增多。常伴发其他的副肿瘤性脑病，如共济失调、构音困难、核间性眼肌麻痹等。视觉诱发电位振幅低平、隐含期延迟，甚至没有波形，而 ERG 基本正常或改变轻微（图 2-16）。病理变化可以出现轻微的血管周围单核炎症细胞浸润、脱髓鞘、视神经或视交叉的轴突丢失等。与PON 有关的抗体主要是抗-脑衰蛋白反应调节蛋白（CRMP）抗体。

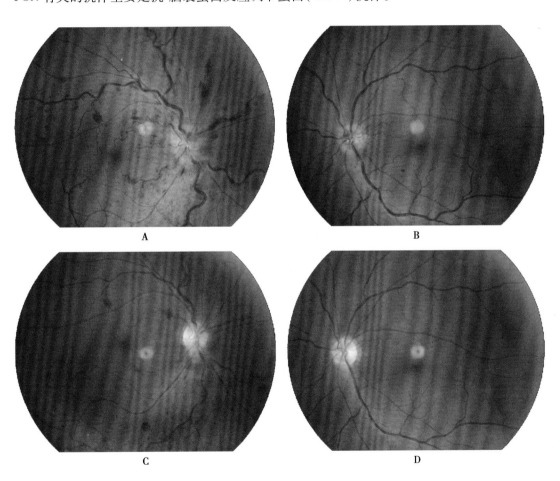

A   B

C   D

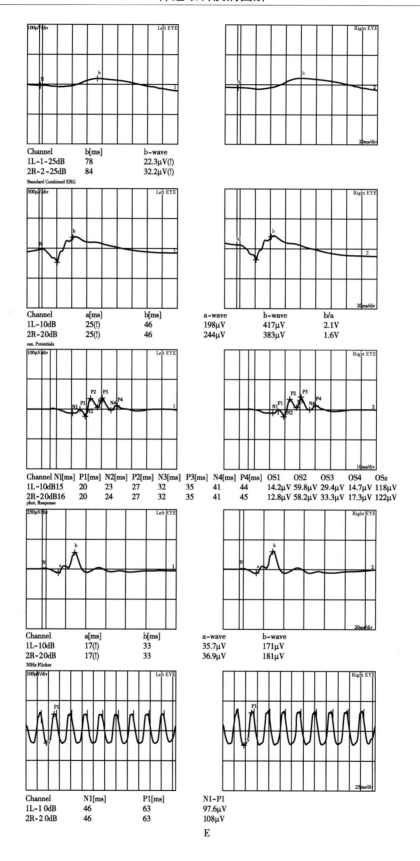

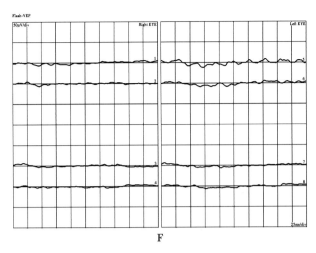

图 2-16　副肿瘤性视神经病变

患者为 55 岁男性,双眼先后视力下降 2 个月,黑矇 20 天。患者在 2 个月前无明显诱因出现头晕、双眼一过性黑矇,约 10 秒后缓解,无眼痛,发病 5 天后视力:右眼指数/30cm,左眼:0.8。10 天后右眼降至光感。再过 3 天后左眼视力下降,9 天后左眼视力降至光感。伴右侧肩背部疼痛,右下肢麻木。无高血压,糖尿病、冠心病史。吸烟史 30 年,戒烟 2 年。查体:双眼视力均无光感。CT 提示右肺上叶后段中央型肺癌并右肺门淋巴结转移;左肺下叶多发结节,不除外转移。右肺上叶后段组织病检提示小细胞肺癌。A、B. 双眼底彩照,可见双眼静脉瘀滞、扩张,视网膜散在出血,右眼重。这种静脉瘀滞性视网膜病变是由于患者血液的高凝状态所致,但这一眼底改变不能解释其无光感的视力。血液的高凝状态也是副肿瘤综合征的一种表现形式。患者血浆凝血酶原活动度测定 131%(正常60% ~120%)、国际标准化比值 0.86(0.95 ~ 1.5)、血浆凝血酶原时间测定 11.6s(12 ~16s)、凝血酶时间测定 15.7s(16 ~22s);C、D. 抗癌治疗一月后复查眼底彩照,可见出血较前吸收、静脉瘀滞扩张减轻,视盘颜色变苍白;E. 全视野 ERG 未见异常;F. 闪光视觉诱发电位未引出任何波形。提示患者为视神经病变,而非视网膜病变。患者于眼部表现出现 2 个月后就诊从而查出肺癌晚期,眼部表现出现 10 个月后去世

(黄厚斌)

参 考 文 献

1. Tavallali A, Yannuzzi LA. Acute Zonal Occult Outer Retinopathy; Revisited. J Ophthalmic Vis Res,2015,10 (3):211-213.

2. Mrejen S,Khan S,Gallego-Pinazo R,et al. Acute zonal occult outer retinopathy:a classification based on multi-modal imaging. JAMA Ophthalmol,2014,132(9):1089-1098.

3. dell'Omo R,Pavesio CE. Multiple evanescent white dot syndrome (MEWDS). Int Ophthalmol Clin,2012,52 (4):221-228.

4. Chan JW. Paraneoplastic retinopathies and optic neuropathies. Surv Ophthalmol,2003,48(1):12-38.

5. Ling CP,Pavesio C. Paraneoplastic syndromes associated with visual loss. Curr Opin Ophthalmol,2003,14(6): 426-432.

6. Finger ML,Thirkill CE,FX. B. Unusual paraneoplastic cause of vision loss:combined paraneoplastic cone dystrophy and optic neuropathy. Arch Ophthalmol,2012,130(5):660-662.

7. Jacobson DM,Thirkill CE. Paraneoplastic cone dysfunction:an unusual visual remote effect of cancer. Arch Ophthalmol,1995,113(12):1580-1582.

8. Schoenberger SD, Kim SJ, Lavin P. Paraneoplastic optic neuropathy from cutaneous melanoma detected by positron emission tomographic and computed tomographic scanning. Arch Ophthalmol, 2012, 130(9): 1223-1225.

9. Finger ML, Thirkill CE, Borruat FX. Unusual paraneoplastic cause of vision loss: combined paraneoplastic cone dystrophy and optic neuropathy. Arch Ophthalmol, 2012, 130(5): 660-662.

10. Carboni G, Forma G, Bond AD, Adamus G, Iannaccone A. Bilateral paraneoplastic optic neuropathy and unilateral retinal compromise in association with prostate cancer: a differential diagnostic challenge in a patient with unexplained visual loss. Doc Ophthalmol, 2012, 125(1): 63-70.

第 三 章

青光眼视神经病变

第一节　青光眼性视杯扩大

青光眼视神经病变是成人中最常见的慢性视神经病变,但是各种视神经病变均可能出现类似青光眼样视野缺损、视杯扩大。国外报道非青光眼视杯扩大患者中有20%被误诊为青光眼视神经病变。目前基于立体彩照的视盘形态学评价仍然是诊断青光眼视神经病变的金标准。

（一）正常视盘形态特征

1. 视盘大小:视杯大小与盘沿面积相匹配,大视盘者视杯较大,小视盘者则较小。
2. 视盘形状:竖椭圆形,垂直径1.9mm,水平径1.7mm,垂直径比横径大7%~10%。
3. 盘沿色泽:因含有毛细血管而呈粉红色。
4. 盘沿宽度:遵循ISNT规律,即下方>上方>鼻侧>颞侧。
5. 视杯大小:高度变异,与视盘大小成正比。
6. 视杯形状及深度:横椭圆形,水平径比垂直径大8%。
7. 杯盘比:正常C/D≤0.3,水平C/D>垂直C/D,两眼相差≤0.2,≥0.6为异常。
8. 盘周萎缩区:几乎所有正常人均存在α萎缩区,15%~20%正常人存在β萎缩区。
9. 视盘出血:盘沿梭形或火焰状出血是青光眼视神经病变特异性99%,敏感性4%~5%。
10. 视网膜动脉:位于邻近视杯中央处,偏鼻侧,直径随盘沿面积减少而缩小。
11. 视网膜神经纤维层:由周边向视盘汇聚,上下极最厚,颞鼻侧最薄。

（二）生理性大视杯形态特征

1. C/D<0.6,双眼对称,大视盘。
2. 视杯呈横椭圆形,大而深,可占据视盘的2/3,但不达视盘边缘。
3. 盘沿颜色、面积正常,符合ISNT,光滑无切迹。
4. 血管亦可从凹陷边缘爬出,但盘沿宽度符合ISNT规律。
5. α区形态正常,且颞侧水平区域最宽;无β区。
6. 盘周RNFL(视神经纤维层)无缺损。
7. 静止性,与生俱来,终生不变,对视功能无影响。

（三）青光眼性视神经病变特征

1. 盘沿组织丢失:
（1）局限性丢失(切迹或假性小凹):视盘上下极偏颞侧,血管呈屈膝状。特异性为47%。
（2）弥漫性盘沿组织丢失:盘沿呈虫蚀样,盘沿苍白,周围萎缩弧明显。特异性为87%。
2. 视杯扩大:单眼C/D≥0.6,双眼C/D差异≥0.2,杯凹加深,筛孔裸露。视杯以垂直方向扩大为主。

3. 盘沿色泽正常：视盘苍白限于凹陷内，未受累盘沿色泽正常。

4. 神经纤维层萎缩：常为楔形、弥漫性 RNFL 缺损。

5. 视盘血管异常：

（1）中央血管向鼻侧移位。

（2）杯壁枪刺样血管征，屈膝状爬出。

（3）杯底血管若隐若现，悬空，环状血管裸露，血管袢动脉搏动。

6. 盘沿出血：小线状、墨迹状、裂隙状或火焰状，位于筛板前盘沿，常见于颞下。特异性99%。

7. β 萎缩区：常发生于颞下方，可形成青光眼晕。

徐亮等认为，在除外非其他病因后，只要青光眼视神经损害三要素（盘沿丢失、视网膜神经纤维层缺损、视盘线状出血）出现≥2 个即可诊断为青光眼性视神经病变。

8. OCT 检测盘周 RNFL 厚度可见上、下方 RNFL 变薄最为明显。

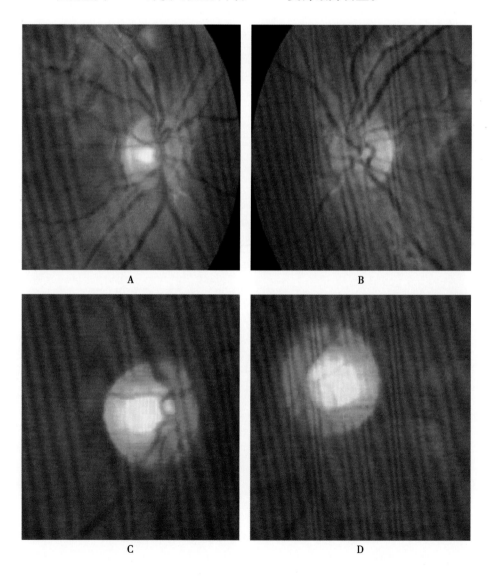

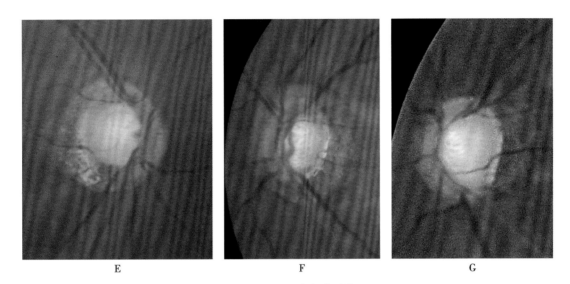

E　　　　　　　　　　F　　　　　　　　　　G

图 3-1　不同眼底视盘形态

A、B. 正常视盘；C、D. 生理性大视杯；E ~ G. 青光眼性视神经病变，可见视杯扩大、盘沿切迹、血管迂曲、青光眼晕

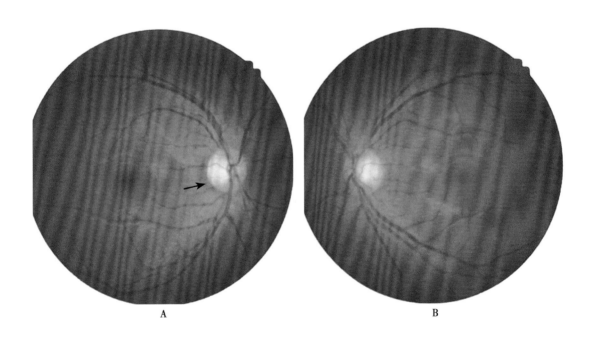

A　　　　　　　　　　　　　　　　　　　　B

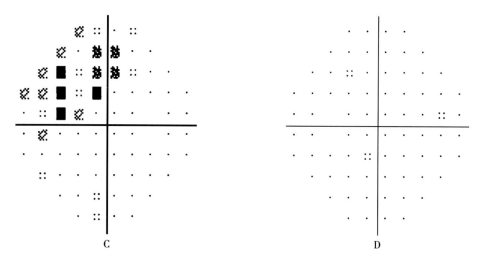

C   D

图 3-2　双眼 POAG

26 岁,男性,眼压 OD 23.3mmHg,OS 42.4mmHg。A、B. 眼底彩像示双眼视杯扩大、加深,右眼颞下方盘沿楔形缺损(黑箭,A);C. 视野显示右眼对应颞上方视野缺损;D. 左眼视野尚正常

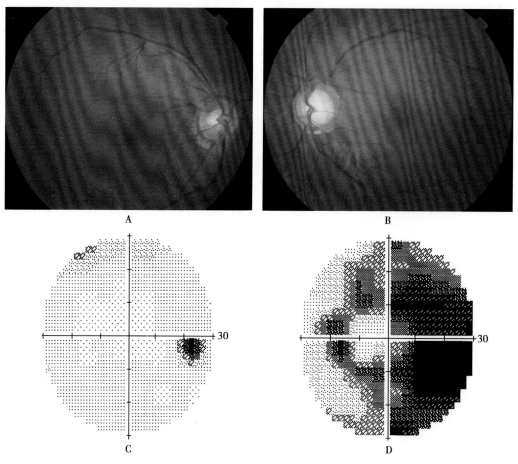

图 3-3　双眼 POAG

男性,61 岁,Vod=1.0,Vos=0.7,盘沿变窄与视野缺损相对应。A、B. 示双眼底彩像,左眼颞侧盘沿明显变窄,颞下方为甚(B);C、D. 示双眼视野,与眼底对应,左眼鼻侧视野缺损,鼻下方为著(D)

第二节　病理性类青光眼性视神经病变

出现类似青光眼视神病变的病因有：先天异常；视网膜血管性疾病；各种视神经疾病：缺血、外伤、炎症、中毒等，A-AION 最终有 92% 出现视杯扩大；压迫性病变：眼眶及视交叉的肿瘤、空蝶鞍综合征等；生理性大视杯合并其他导致视神经萎缩的疾病；逆行性跨突触病变。支持非青光眼的眼底证据，包括如下几点：盘沿苍白，特异性为 94%，敏感性为 46%；视盘色淡甚于视杯扩大，特异性为 90%。盘沿弥漫性苍白可见于视神经炎，缺血性视神经病变（ION）；盘沿节段性苍白可见于 ION；盘沿单眼、双眼颞侧、节段性苍白可见于视神经炎；盘沿双颞侧、对称性、节段性苍白，可见于遗传性视神经病变。另外，非青光眼性视神经病变，往往可以找到相关的眼底血管改变，如视网膜动脉变细可见于视网膜中央动脉阻塞（CRAO），ION，外伤性视神经病变（TON），放射性视神经病变（RON）；视网膜动脉变细 + 视盘重度苍白可见于 CRAO；血管鞘 + 静脉扩张 + 侧支血管可见于视网膜静脉阻塞（RVO）（表 3-1）。

表 3-1　青光眼与类青光眼视神经病变鉴别要点

	青光眼性视神经损害	非青光眼性视神经损害
一般情况	渐发性、无痛性	突发-渐发、痛-无痛性
眼压	升高	不高
色觉	多为蓝-黄型	多为红-绿型
视杯扩大	有	不一定有
视盘缺损	中心	非正中心
盘沿色泽	粉红，但绝对期青光眼，C/D 接近 1.0 者不易鉴别	苍白
盘沿缺损	常见，尤其是局限缺损	常弥漫性，很少局限性缺损
视盘出血、β 萎缩弧	可见	不常见
视野中心暗点	非常少见	可见
视野缺损与视盘改变对应性	好	差
视功能改变	视野损害在视杯扩大较为显著后发生	视力下降严重，色觉缺失以及视野缺损较为明显，而视杯的改变较为轻微

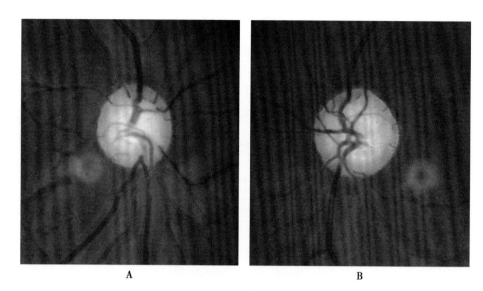

A   B

图 3-4　Leber 遗传性视神经病变

18 岁,男性,双眼先后视力下降两年,眼压:右 16mmHg,左 14mmHg,视野中心暗点,线粒体 DNA 第 11778 位点突变。A、B. 眼底彩像示双眼视杯均匀扩大,盘沿苍白

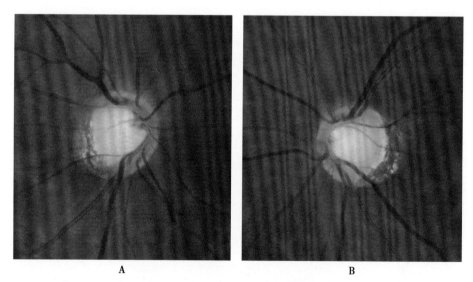

A   B

图 3-5　生理性视杯扩大合并视神经炎

47 岁,男性。A、B. 双眼视杯扩大,视盘苍白,左眼明显

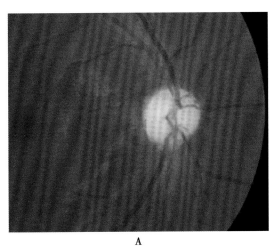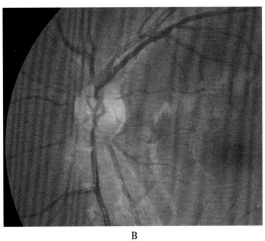

A　　　　　　　　　　　　　　　B

图 3-6　右眼外伤性视神经病变后 1 个月
A. 右眼视盘苍白;B. 左眼视盘正常

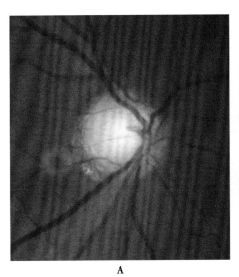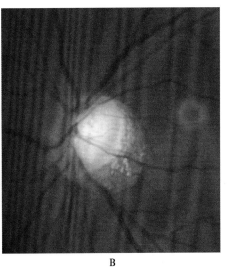

A　　　　　　　　　　　　　　　B

图 3-7　左基底节区脑出血
31 岁,女性,视野检查示右侧同向偏盲。A. 右眼视盘鼻侧苍白、盘沿丢失,尤以鼻上方盘沿变薄明显;B. 左眼视盘颞侧苍白

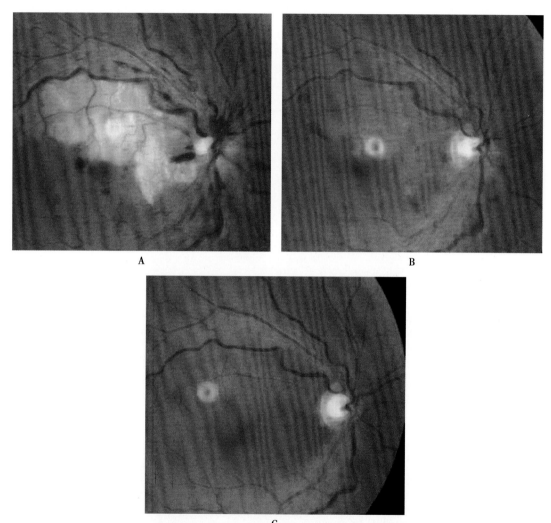

A   B

C

图 3-8　右眼睫状视网膜动脉阻塞合并视网膜中央静脉阻塞
62 岁,女性。A. 发病;B. 1 个月;C. 10 个月。视杯逐渐扩大,盘沿丢失、颜色变白

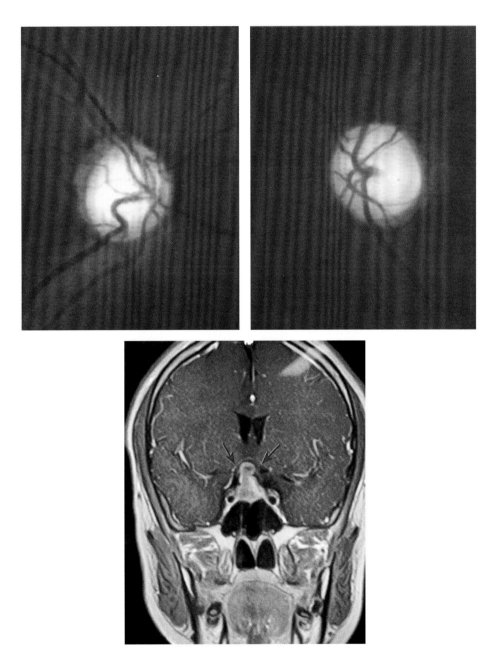

图 3-9 生殖细胞瘤压迫导致双眼视杯扩大,盘沿变白

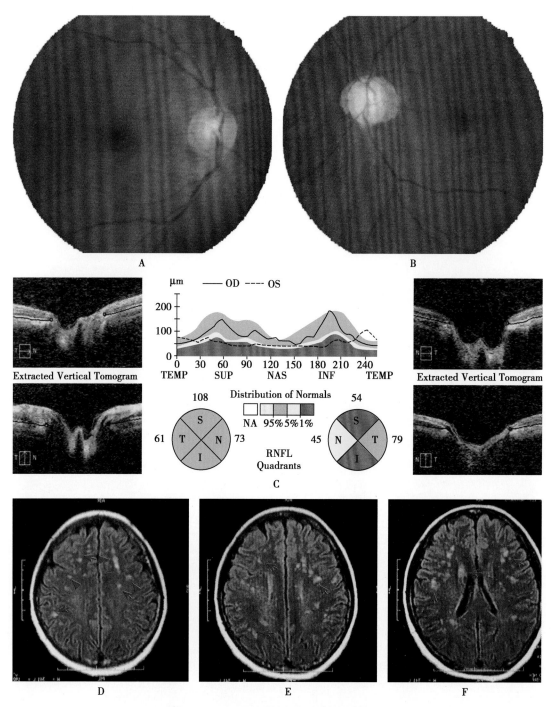

图 3-10 腔隙性脑梗塞导致跨神经元变性

女性,55 岁。A. 右眼盘沿楔形切迹;B. 左眼视杯扩大、加深;C. OCT 示右眼 RNFL 正常,左眼 RNFL 变薄,上下方尤为明显;D ~ F. 头颅 MRI 示脑实质散在多发缺血灶(红箭)

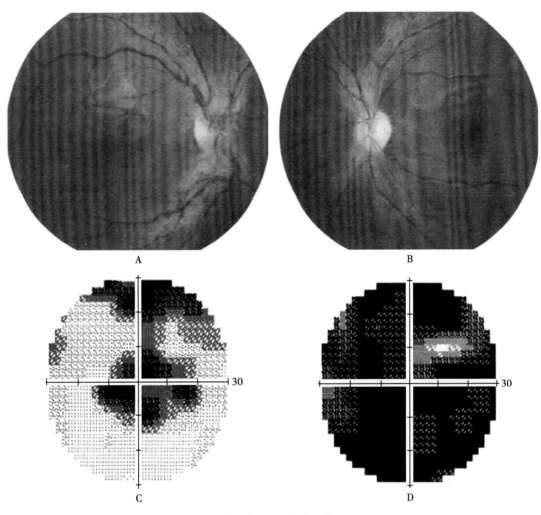

图 3-11 双眼视神经炎

女性,45 岁,双眼视盘改变与视野缺损不一致。A. 右眼颞侧盘沿变白;C. 右眼中心视野缺损;B. 左眼盘沿变白,颞侧为著;D. 左眼视野仅存鼻上方部分视野

（王 伟）

参 考 文 献

1. Morgan JE,Bourtsoukli I,Rajkumar KN,et al. The accuracy of the inferior>superior>nasal>temporal neuroretinal rim area rule for diagnosing glaucomatous optic disc damage. Ophthalmology,2012,119(4):723-730.

2. Reus NJ,Lemij HG,Garway-Heath DF,et al. Clinical assessment of stereoscopic optic disc photographs for glaucoma:the European Optic Disc Assessment Trial. Ophthalmology,2010,117(4):717-723.

3. Morgan JE,Sheen NJ,North RV,et al. Discrimination of glaucomatous optic neuropathy by digital stereoscopic analysis. Ophthalmology,2005,112(5):855-862.

4. Zhang YX,Huang HB,Wei SH. Clinical characteristics of nonglaucomatous optic disc cupping. Exp Ther Med,2014,7(7):995-999.

5. Fraser CL,White AJ,Plant GT,et al. Optic nerve cupping and the neuro-ophthalmologist. J Neuroophthalmol,

2013,33(4):377-389.

6. 黄厚斌,梅晓白,魏世辉. 非青光眼性大视杯. 中华眼底病杂志,2012,28(2):183-185.

7. 黄厚斌,梅晓白,魏世辉. 非青光眼性大视杯临床分析. 中华实验眼科杂志,2012,21(12):306-309.

8. O'Neill EC,Danesh-Meyer HV,Kong GX,et al. Optic disc evaluation in optic neuropathies:the optic disc assessment project. Ophthalmology,2011,118(5):964-970.

9. O'Neill EC,Danesh-Meyer HV,Connell PP,et al. The optic nerve head in acquired optic neuropathies. Nat Rev Neurol,2010,6(4):221-236.

10. Budenz DL,Anderson DR,Feuer WJ,et al. Detection and prognostic significance of optic disc hemorrhages during the Ocular Hypertension Treatment Study. Ophthalmology,2006,113(12):2137-2143.

第四章

视神经炎

第一节 特发性视神经炎

特发性视神经炎(idiopathic optic neuritis,ION)是青年女性多发的急性视力下降,常伴有眼球转动痛、色觉或光敏度异常,可反复发作,急性期糖皮质激素治疗有效。由于 ION 的发病机制大多数尚未明确,故国际上对其分类尚缺乏统一的标准。按症状是否典型,可分为典型 ON 和非典型 ON,二者在性别比例、眼痛程度、视力下降症状达峰时间及缓解时间等方面存在很大不同。亚洲人种的 ION 与高加索人种不同,前者视神经脊髓炎(NMO)相关 ON(NMO-ON)的比例远大于后者,而后者绝大多数表现为单发/复发孤立性视神经炎(SION/RION)或多发性硬化(MS)相关性 ON(MS-ON)。早期鉴别 MS-ON 与 NMO-ON 尤为重要,因二者急性期及缓解期的治疗策略有很大不同,多种被批准用于预防 MS 复发的药物已被证实可加重 NMO 或 NMO-ON。

ION 主要表现有:病毒性感冒、疫苗接种或妊娠后容易发病;急性单眼或双眼视力下降或视觉"模糊",矫正不提高;眶周疼痛或眼球运动痛,可先于视力下降或与视力下降同时出现;色觉障碍,与视力下降程度不成比例;视野缺损,形式多样;对比敏感度下降;闪光幻觉;体温升高或运动后视功能下降(Uhthoff 现象);相对性传入性瞳孔障碍(RAPD);约 1/3 患者急性期视盘水肿,但盘周出血罕见,晚期视盘萎缩。双眼同时或短期内相继发病以及急性期视功能严重损害者多见于 NMO-ON。

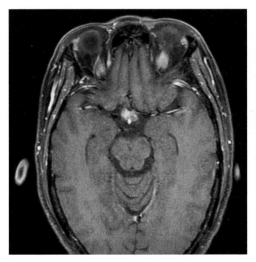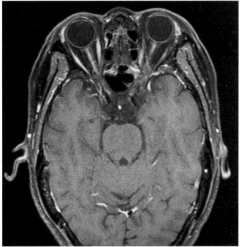

图 4-1　NMO-ON 急性期,双侧视神经眶内段、管内段及颅内段均强化,累及视交叉

若血清或脑脊液水通道蛋白-4（AQP-4）抗体（即 NMO-IgG）阳性可诊断 NMO-ON；而脑脊液特异性寡克隆区带（OCB）则是支持 MS-ON 相对重要的标记物。眼眶磁共振（MR）急性期往往可见病变视神经轻度肿胀、呈长 T2 信号，增强后伴强化，若发现视交叉受累或长节段视神经强化病灶，则倾向于 NMO-ON。根据患者症状及定位体征决定是否进行颅脑及颈、胸椎 MR 检查，有助于区分 MS-ON 及 NMO-ON。

此外，还有少部分患者的特点为激素依赖，即往往在激素减量过程中出现复发，这类患者的血清中 AQP-4 抗体呈阴性，目前国际上倾向于将他们诊断为"慢性复发性炎性视神经病变"（CRION）。CRION 与 NMO-ON 对视功能的损害较其他 ION 更为严重。

ION 的诊断需排除其他原因导致的视神经病变，包括：感染性、反应性、血管性、营养及中毒性、压迫性、遗传性、副肿瘤性视神经病变以及视网膜病变和系统性疾病。

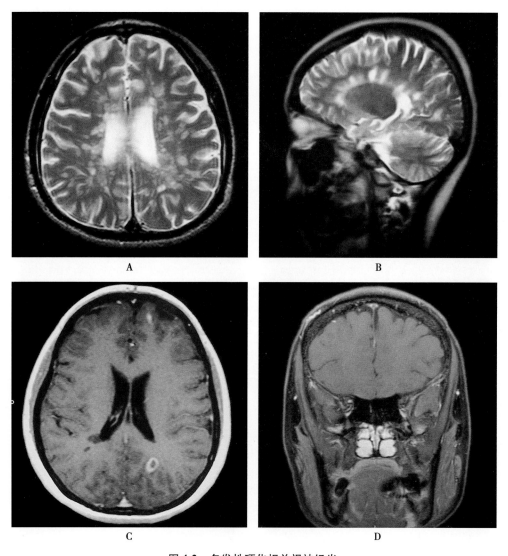

图 4-2 多发性硬化相关视神经炎

A. 脑 T2 加权像横轴位，脑白质多发圆形及卵圆形长 T2 信号；B. 脑 T2 加权像矢状位，病灶垂直于侧脑室分布（直角征）；C. 增强扫描后左顶叶病灶呈环形强化，左额叶近皮层可见一点状强化病灶；D. 右视神经眶内段视神经强化

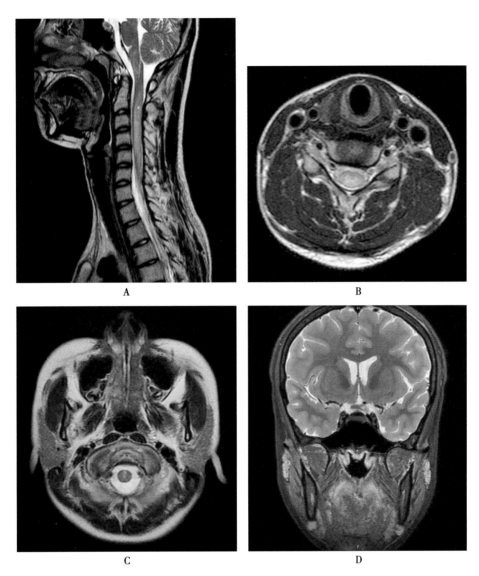

图 4-3 视神经脊髓炎

女,18岁,双眼视力反复下降2年余,恶心、呕吐、呃逆4个月,颈部以下瘙痒疼痛3个月。视力:右眼裸眼0.12,矫正后0.8,左眼指数/30cm,矫正不提高。左眼RAPD(+),双眼视盘色淡,边界清。查脑脊液AQP-4抗体及特异性寡克隆蛋白(+),抗核抗体1:640阳性,抗SSA抗体阳性,抗SSB抗体阳性,抗平滑肌抗体(ASMA)阳性。A. 颈椎矢状位MRI T2WI示上颈髓长节段连续性长T2信号,延髓长T2信号,颈髓增粗;B. 横轴位T2WI示病灶呈中央型(横贯性);C. 最后区点状长T2信号;D. 眼眶MRI冠状位T2WI示视交叉左侧长T2信号

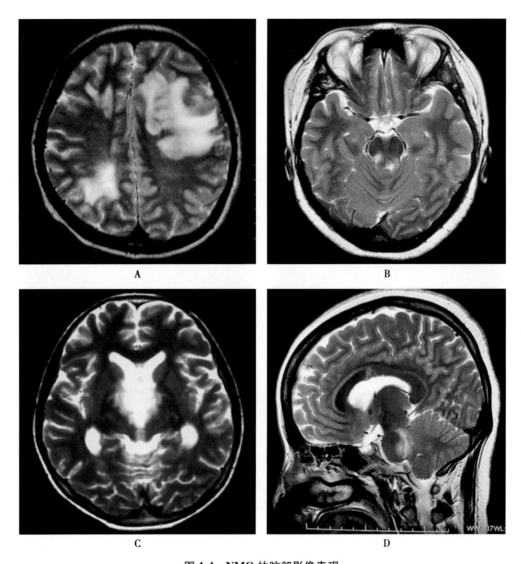

图 4-4　NMO 的脑部影像表现

A. 脑白质大片不规则形病灶；B. 邻近中脑导水管的病灶；C. 邻近第三脑室的病灶；D. 邻近第四脑室的病灶

第二节　感染性或感染相关性视神经炎

感染性视神经病变来源于病毒、细菌、真菌等病原体的直接感染。中枢神经系统感染或急性重症鼻窦炎可因炎症蔓延继发视神经炎。感染相关性视神经病变是由于全身或中枢神经系统感染触发免疫机制所致。通常发生于病毒或细菌感染后的 1～3 周，儿童较成人多见，双眼受累较单眼受累多见。与感染相关性视神经病变的有关的病原体包括：DNA 或 RNA 病毒，如腺病毒、科萨奇病毒、巨细胞病毒、EB 病毒、甲型 \ 乙型 \ 丙型肝炎病毒、麻疹病毒、风疹病毒、水痘-带状疱疹病毒等；细菌，如结核杆菌、巴尔通体、布氏杆菌、脑膜炎双球菌、溶血性链球菌等;其他病原体,如梅毒螺旋体、包柔螺旋体、弓形体等。

前部视神经炎患者除出现视盘水肿外,还可出现视盘周围视网膜水肿。若视神经炎症同时累及视神经周围结构,称为视神经周围炎(perioptic neuritis, optic perineuritis)。

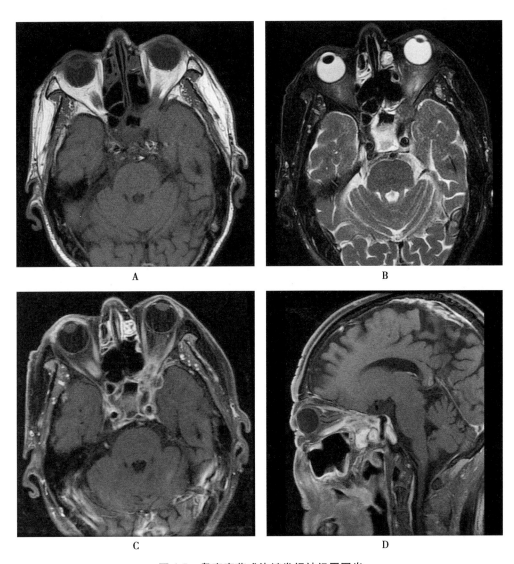

图 4-5 鼻窦真菌感染继发视神经周围炎

74 岁男性,左侧偏头痛,左眼视力下降 6 个月余,伴眼球胀痛,眼睑下垂、眼球运动障碍。Vod:0.8,Vos:NLP,右眼 PD=3.0mm,左眼 PD=5.0mm,对光反射消失。A~D. 眼眶 MRI:左侧眶尖至海绵窦区域异常信号伴强化,左侧视神经增粗,伴视神经周围组织强化

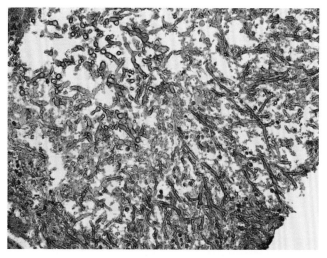

图 4-6　鼻窦真菌感染继发视神经周围炎

病理(蝶窦病变组织)假复层纤毛柱状上皮黏膜急慢性炎,间质肉芽组织形成,泡沫细胞聚集。局部可见真菌,考虑为曲菌

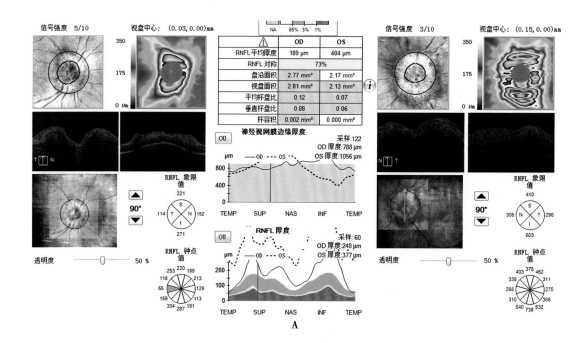

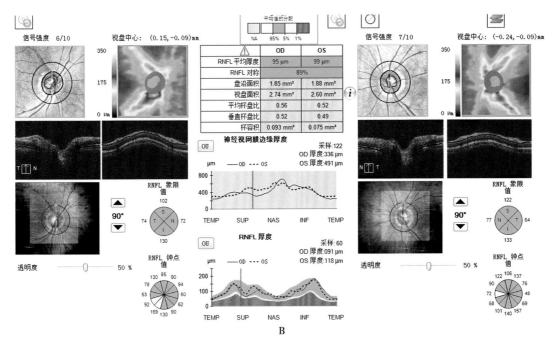

图 4-7 疟原虫感染相关性视神经炎

女性,54 岁,既往体健,南非工作,双眼视力下降,发病前 1 周突发高热、头痛、肌肉痛、乏力、呕吐、眼球转动痛,当地血涂片提示"疟原虫"感染,蒿甲醚-本芴醇复合制剂口服 3 天,复查血涂片转阴,全身症状缓解,眼痛及转动痛无明显缓解。视力右侧 0.02,左眼指数/眼前,矫正视力不提高,双眼 PD =3.0mm,双眼直接间接对光反射灵敏,RAPD(-),双侧视盘水肿,盘缘散在出血点;脑脊液压力:210mmH$_2$O,IgG 6.27mg/dl,蛋白 708.8mg/L。A. 治疗前视盘 OCT 示双眼视盘水肿,左眼显著;B. 治疗后 2 个月视盘 OCT 示双眼视盘水肿消退

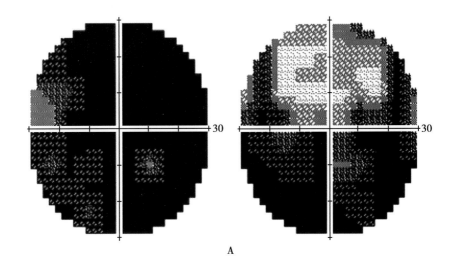

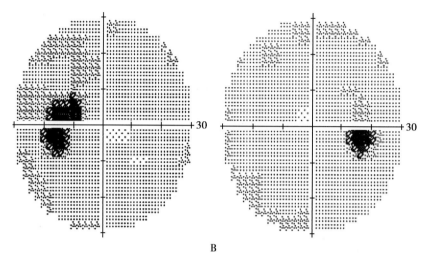

B

图4-8 疟原虫感染相关性视神经炎
A. 发病3天后30°视野;B. 治疗后2个月30°视野明显好转

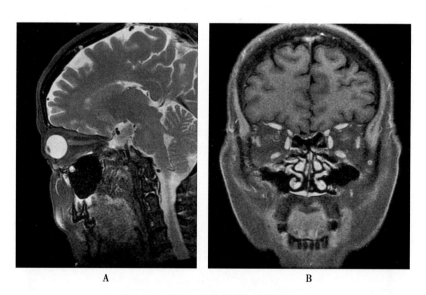

A　　　　　　　　　　　　B

图4-9 疟原虫感染相关性视神经炎
A、B. 分别为矢状位及冠状位眼眶MRI;双侧视神经增粗,视神经走行区见斑片状等T1稍长T2信号,T2WI/FS呈高信号,增强后强化,边界模糊,左侧明显

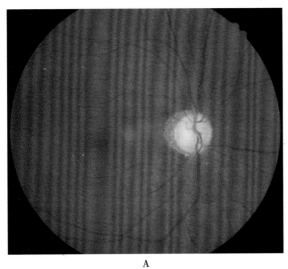
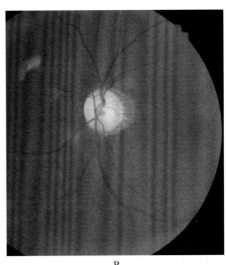

A B

图 4-10 男性,46 岁,双眼先后视物不见 6 个月

6 个月前出现右眼上方视物遮挡,无其他不适,遮挡范围逐渐扩大,视力逐渐降至无光感,3 个月前出现右眼视物不见,同时左眼开始视物模糊,无其他不适,入院前至视物不见。A、B. 分别为双眼底像,示双侧视盘色白,界清晰,C/D=0.8,视网膜 A/V 约 1/3,血管走行正常,脉络膜可见度增强。血及脑脊液梅毒检测阳性,考虑"神经梅毒"

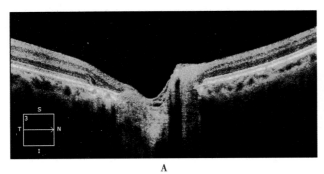
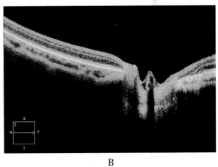

A B

图 4-11 神经梅毒

A、B. 双眼视盘 OCT:RNFL 薄变

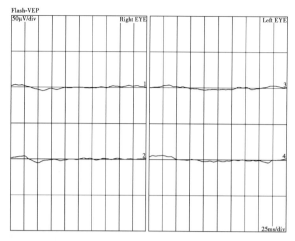

图 4-12　神经梅毒
F-VEP 双眼未引出明显波形

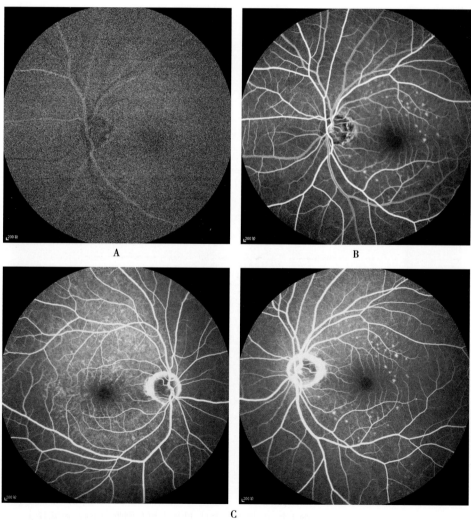

图 4-13　神经梅毒
A. 臂-视网膜循环时间为 22 秒；B. 26 秒见静脉层流，早期视盘整体弱荧光；C. 静脉后期黄斑区环形点状荧光着染

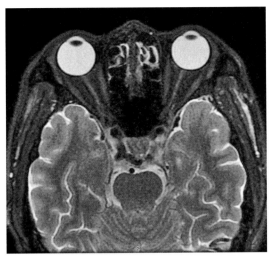
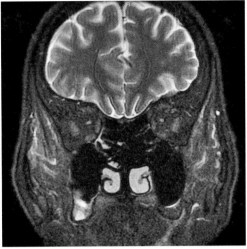

图 4-14　神经梅毒

眼眶 MRI 示双眼视神经纤细

第三节　系统性疾病所致视神经炎

结节病、白塞病、系统性红斑狼疮、干燥综合征、副肿瘤综合征、IgG4 相关疾病等系统性疾病可累及视神经引起视神经炎或视神经周围炎。患者多亚急性起病,双眼受累多见,表现为无痛的、进展性的视力下降。

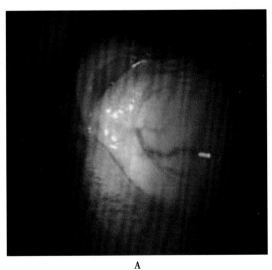
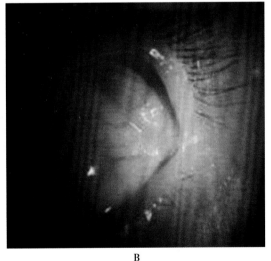

A   B

图 4-15　IgG4 相关眼病

男性,41 岁,既往体健,左眼视力下降 1 年余,加重 3 个月,既往出现左侧听力下降、鼻塞伴头痛及面部麻木。查体:Vod:0.5,Vos:0.6,矫正视力不提高,双眼 PD=3.0mm,双眼直接对光反射灵敏,间接对光反射灵敏,RAPD(-),双眼球运动良好,向各个方向运动到位,无明显受限,无视物重影。脑脊液白细胞数 $200\times10^6/L$,免疫球蛋白亚型 4 测定 292.0mg/dl。A、B. 示裂隙灯下双侧泪腺增大

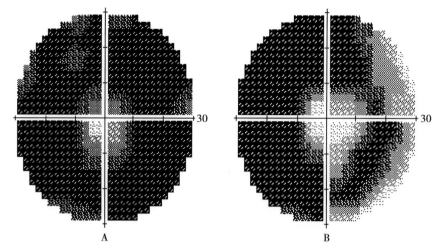

图 4-16 IgG4 相关眼病

A、B. 分别为双眼 30-2 视野, 显示双眼管状视野

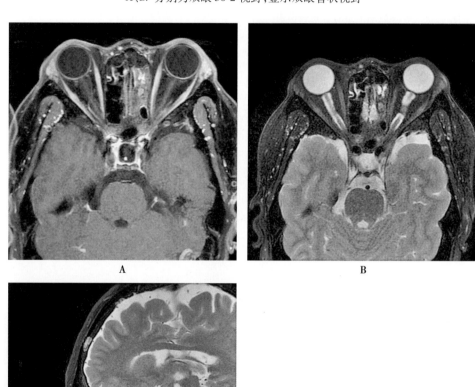

图 4-17 IgG4 相关眼病

A. 轴位 T1 增强扫描: 视神经轻度强化；
B. 轴位 T2: 视神经鞘膜下腔增宽；C. 矢状位 T2: 视神经鞘膜下腔增宽, 左下直肌略增粗

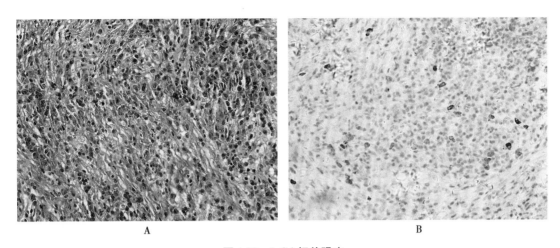

图 4-18 IgG4 相关眼病

对左侧上颌窦及鼻腔内占位行手术。A、B. 病理:大量淋巴细胞及浆样细胞浸润,免疫组化显示 IgG4(+)

第四节 儿童视神经炎

儿童视神经炎临床特点与成人典型 ON 有所不同,常累及双眼,视盘炎较球后视神经炎常见,对糖皮质激素反应较为敏感,通常预后良好,仅少数以后会转化为 MS 或 NMO。

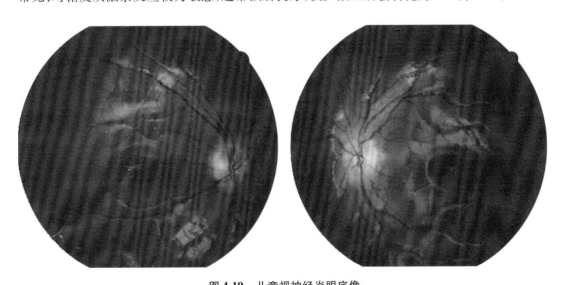

图 4-19 儿童视神经炎眼底像

男性,8 岁,双眼突发性视力下降 3 天。V ou 光感,双眼瞳孔圆,直径约 2.5mm,对光反应迟钝,左眼 RAPD(+)。双眼底视盘色泽稍淡,轻度隆起,边界欠清晰

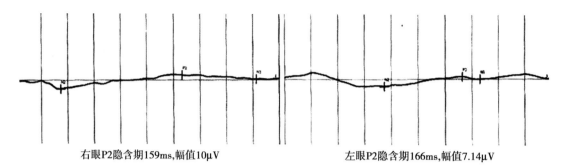

右眼P2隐含期159ms,幅值10μV   左眼P2隐含期166ms,幅值7.14μV

图4-20　该儿童视神经炎患者双眼 F-VEP 显示 P2 峰时中度后延,幅值中度下降

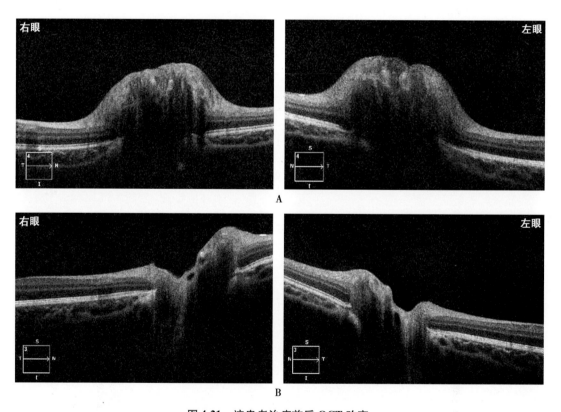

图4-21　该患者治疗前后 OCT 改变
A. 治疗前视盘 OCT 显示双眼视盘水肿;B. 治疗一周后视盘 OCT 显示双眼视盘水肿已经明显消退

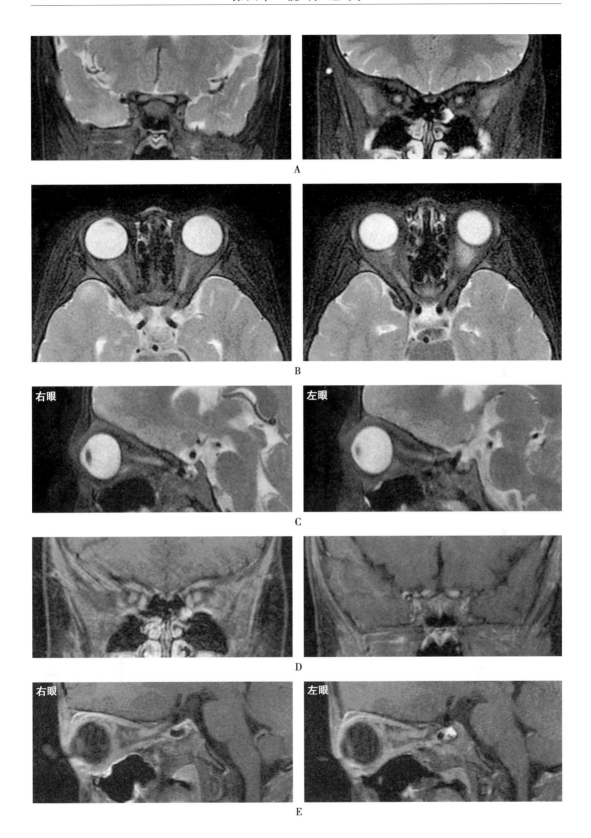

A

B

右眼　　　　　　　　　　　左眼

C

D

右眼　　　　　　　　　　　左眼

E

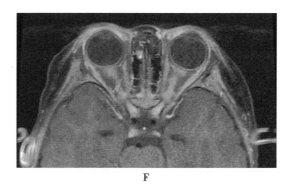

F

图 4-22　该患者双眼 MRI

A、B、C 图分别在冠状位、水平位和矢状位可见视神经自视交叉前脚至眶内段全程长 T2 信号;D、E、F 图分别增强扫描时在冠状位、矢状位和水平位与视神经长 T2 信号相对应的强化

第五节　视神经网膜炎

前部视神经炎患者除出现视盘水肿外,还可出现视盘周围视网膜水肿。若出现患眼的黄斑区星芒状渗出,则称为视神经网膜炎(neuroretinitis)。

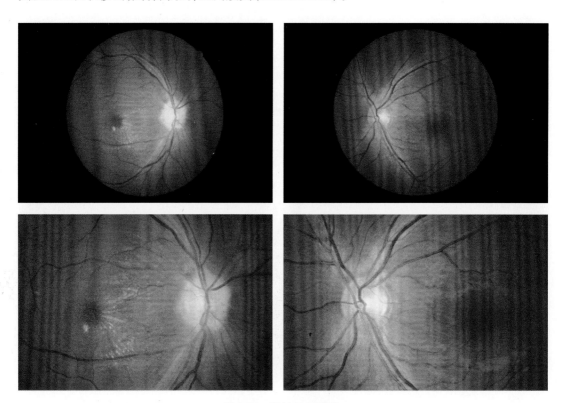

图 4-23　视神经网膜炎

33 岁,男性。主诉:右眼急性视力下降半月余。右眼:视力 0.12,瞳孔直径约 2.0mm,直接对光反射迟钝,间接对光反射灵敏,RAPD(+),眼底视盘边界不清,色淡,黄斑可见星芒状渗出;左眼未见异常

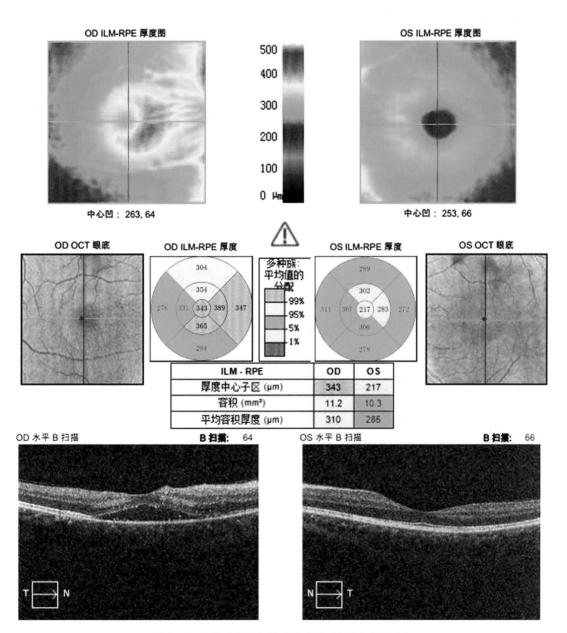

图 4-24 黄斑 OCT:右眼黄斑水肿,神经上皮层脱离

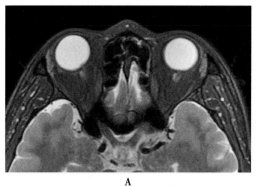 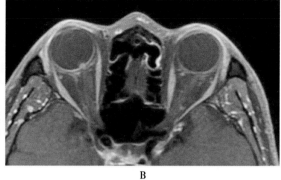

A   B

图 4-25　眼眶 MRI
A. 右眼视盘及后极部视网膜隆起;B. 右眼视盘隆起并强化

（徐全刚）

参 考 文 献

1. Toosy AT,Mason DF and Miller DH. Optic neuritis. The Lancet Neurology,2014,13(1):83-99.

2. 中华医学会眼科学分会神经眼科学组. 视神经炎诊断和治疗专家共识(2014 年). 中华眼科杂志,2014,6:459-462.

3. Beck RW,Cleary PA,Anderson MM,et al. A randomized, controlled trial of corticosteroids in the treatment of acute optic neuritis. The Optic Neuritis Study Group. The New England journal of medicine. 1992,326(9):581-588.

4. Petzold A,Wattjes MP,Costello F,et al. The investigation of acute optic neuritis:a review and proposed protocol. Nature reviews Neurology,2014,10(8):447-458.

5. Purvin V,Kawasaki A and Jacobson DM. Optic perineuritis:clinical and radiographic features. Archives of ophthalmology,2001,119(9):1299-1306.

第五章 缺血性视神经病变

缺血性视神经病变(ischemic optic neuropathy,ION)是一组视神经供血不足导致的疾病总称,是 45 岁以上人群中除青光眼外最常见的视神经病变。根据病变部位和病因将 ION 分为以下类型:

部位	病因
前部 ION(anterior ION,AION)	动脉炎型 AION(A-AION) 非动脉炎型 AION(NA-AION)
后部 ION(posterior ION,PION)	动脉炎型 PION(A-PION) 非动脉炎型 PION(NA-PION) 手术源型 PION(Surgical PION)

AION:视盘,供应筛板前区及筛板区的后睫状动脉循环障碍。

PION:视盘以后的视神经,供应筛板后区→视交叉的血管循环障碍。

动脉炎性 ION 是由小血管炎症所致,大部分是巨细胞动脉炎(GCA)所致。

第一节　非动脉炎性前部缺血性视神经病变

NA-AION 是≥50 岁人群中最常见的急性视神经病变,占 AION 的 95% 以上。全身高危因素:高血压、糖尿病、高脂血症、冠心病、动脉粥样硬化,夜间低血压,睡眠呼吸暂停综合征(OSAS),急性失血、凝血异常、同型半胱氨酸血症,偏头痛、心血管自身调节功能障碍、药物(西地那非、胺碘酮等)等。眼部危险因素:小视盘和小的杯盘比(拥挤视盘)、青光眼或者其他引起眼压显著升高的原因、任何导致视盘显著水肿的原因、睫状后短动脉分水岭与视盘相对位置异常、视盘滋养血管紊乱、视盘玻璃疣及白内障摘除手术等。

临床特征——突然出现无痛性单眼视力下降,多在清晨醒来时发现,但是视力正常不能排除 NA-AION。常主诉鼻侧、下方或上方视物遮挡。眼痛:非常少见,部分可出现。视力损害:1/3 初始视力≥1.0,51% 视力>0.5 者,21% 视力≤0.1。色觉障碍:程度通常与视力下降程度呈正比。单眼受累者或双眼病变程度不一致者可出现相对性传入性瞳孔障碍。视盘在疾病的某个过程一定会出现视盘水肿,呈节段性(多见)或弥漫性,可伴充血和周围线状出血,发病约 2~3 周后视盘颜色开始变淡,约 4~12 周视盘水肿逐渐消退,但糖尿病患者较慢,视盘水肿完全消退后,视盘可以部分或全部苍白;可伴有浆液性视网膜脱离、视网膜静脉扩张、脂质沉积等改变。对侧眼往往可见高危视盘。

任何视神经型视野缺损均可出现,最常见的视野变化是与生理盲点相连的绕过中心注视点的象限性视野缺损,多见于鼻侧和下方。眼底荧光血管造影(FFA):发病早期(<4 周),动脉早期视盘充盈迟缓,视盘周围脉络膜和(或)脉络膜分水岭区的充盈缺损和迟缓,区域毛细血管扩张,后期荧光渗漏。视觉诱发电位(VEP):振幅下降、潜伏期延长,多以振幅下降为主。光学相关断层扫描(OCT):急性期黄斑区节细胞复合体层(GCC)厚度无水肿,但盘周 RNFL 厚度局限性或弥漫性增厚,可伴视网膜浆液性脱离。部分患者发病 1 个月左右可以看到上方 RNFL 变薄,而下方增厚;慢性期黄斑区 GCC 复合体、盘周 RNFL 厚度薄变。OCT 血管成像:急性期视盘表面局限性或弥漫性毛细血管明显扩张;慢性期视盘及视盘周围视网膜毛细血管明显减少,不伴血管扩张。神经影像学、颈动脉超声:可伴脑缺血、动脉粥样硬化等。颞动脉活检、腰穿脑脊液检查、血液炎性因子等无异常。

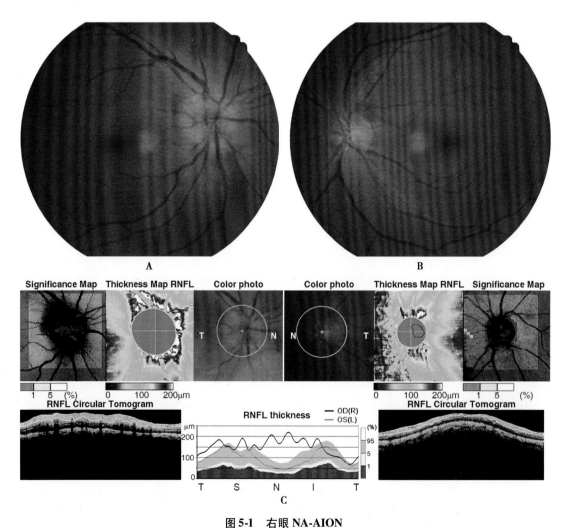

图 5-1 右眼 NA-AION

56 岁,女性。A. 右眼眼底视盘弥漫性水肿;B. 左眼小视盘、小杯盘比(C/D=0.1)、视杯浅平(高危视盘);C. OCT 可见右眼 RNFL 水肿增厚,左眼 RNFL 厚度正常

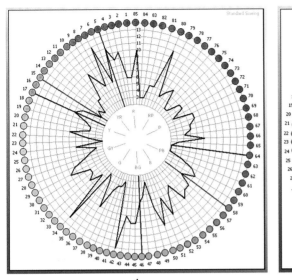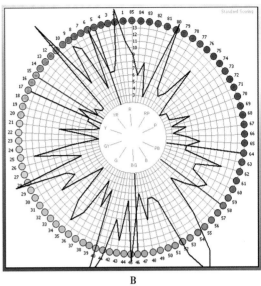

A   B

图 5-2　双眼 NA-AION

视力 Vod:0.06,Vos:0.4。A、B. 双眼 FM-100 色觉检查:左眼色觉障碍较重,红绿为主,与视力损害不平行

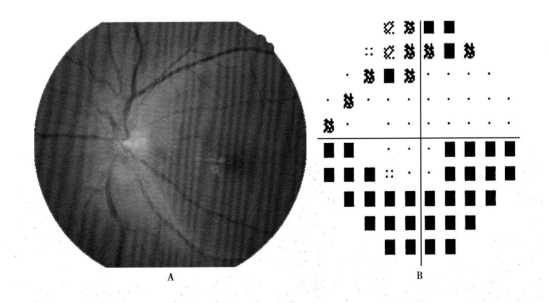

A   B

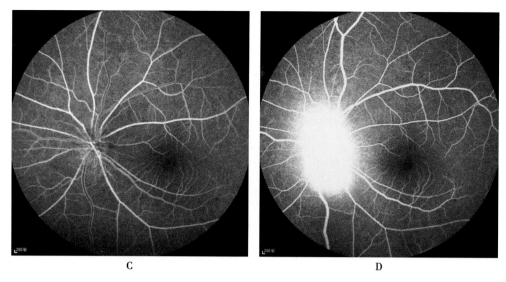

C   D

图5-3　左眼 NA-AION

A. 左眼眼底彩像示：视盘水肿，11点位置视盘线状出血；B. 视野对应左眼下方缺损；C. FFA 早期表现为半侧视盘充盈缺损，视盘灌注延迟；D. FFA 后期视盘弥漫性荧光渗漏

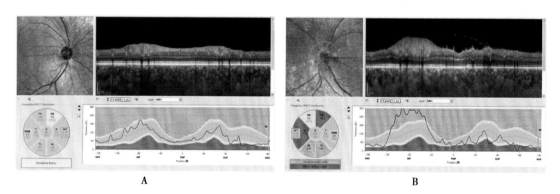

A   B

图5-4　左眼 NAION

视盘 OCT：A. 右眼盘周 RNFL 正常；B. 左眼盘周 RNFL 局限性增厚

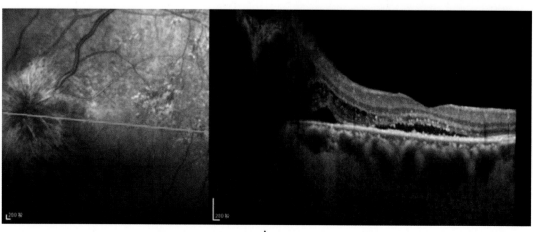

A

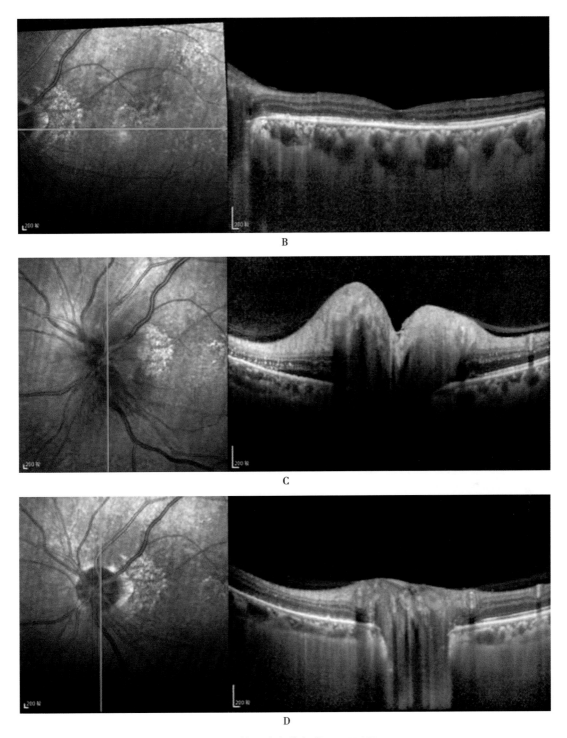

图 5-5　糖尿病合并左眼 NA-AION

黄斑 OCT：A. 黄斑 PED；B. 2 个月后 PED 消退；视盘 OCT：C. 发病时视盘水肿；D. 2 个月后水肿消退

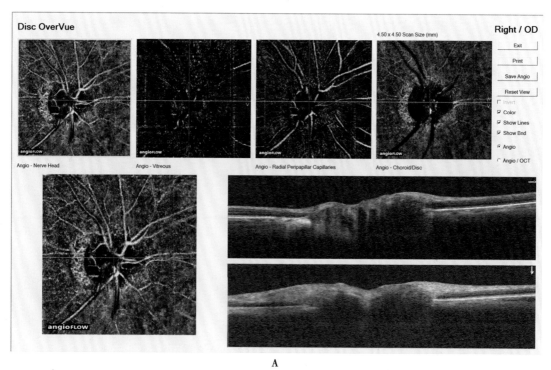

A

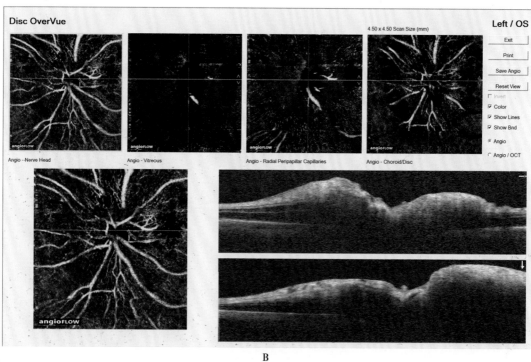

B

图 5-6　左眼 NA-AION

73 岁,男性。A. 右眼 OCT 血管成像显示右眼视盘血管正常;B. 左眼可见视盘大血管、毛细血管均
扩张

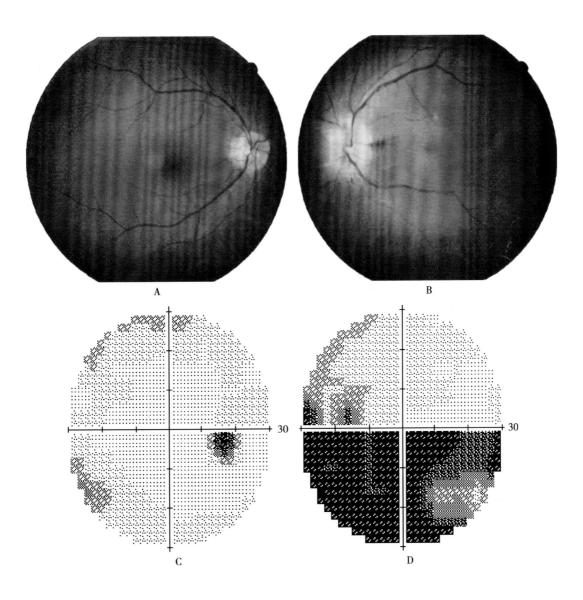

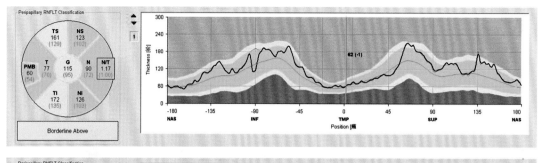

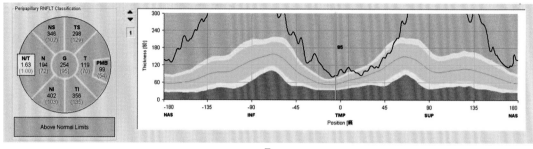

E

图 5-7　左眼 NA-AION

73 岁,男性,晨起发现左眼下方 1/3 黑影遮挡,不伴视物变形,视力:右眼:0.8-,矫正 1.0,左眼向下代偿头位 0.08,矫正 0.3。左眼 RAPD(+)。A. 右眼眼底视盘色淡红,边界欠清;B. 左眼视盘水肿,盘周可见线状出血,C/D=0.2,视网膜 A/V 约 2/3,血管走行正常;C. 右眼视野正常;D. 左眼视野为与生理盲点相连的鼻下方视野缺损;E. 右眼 RNFL 正常,左眼 RNFL 水肿增厚

第二节　动脉炎性前部缺血性视神经病变

A-AION 是眼科急症,需要紧急识别并治疗,以预防灾难性的视力丧失。与 NA-AION 相比,A-AION 患者的视力减退及视盘水肿更为严重,预后差。引起 A-AION 的原因主要是血管炎,如巨细胞动脉炎、多发性结节性动脉炎、红斑狼疮、病毒感染后血管炎等,发病时有急性期炎性反应指标升高,如血沉、C 反应蛋白等。GCA 是一种全身中动脉、大动脉坏死性血管炎,是欧美 A-AION 的最常见病因。

巨细胞动脉炎国内罕见。主要表现为:严重、突然、无痛视力下降,若不治疗,>50% 数天或数周内双侧视力丧失。10%～15% 出现短暂或永久性复视。警示征象:数天或数周前可能出现短暂性视力丧失,持续数分钟或数小时。头痛、头皮触痛:颞浅动脉分布区,或更广泛。下颌跛行:咬肌缺血导致咀嚼时疼痛,高度特异。风湿性多肌痛:近心端,早晨或运动后加重。食欲缺乏、体重下降、盗汗、身体衰弱。视盘发病后立即出现视盘苍白,后期可出现视杯扩大。高危视盘不一定出现。

需紧急进行检查:ESR、CRP、全血细胞计数以及血小板计数等。ESR+CRP 诊断敏感性为 97%。若 CRP 或 ESR 水平升高,或伴有全身性炎症症状,高度疑诊,并且立即开始糖皮质激素治疗。大剂量糖皮质激素治疗反应良好,治疗后全身性症状会立即好转。可预防未受累眼出现视力丧失,但并不能逆转患眼视力损害。

多发性大动脉炎的全身表现为头晕、头痛,发热、乏力,血管杂音、脉弱,四肢无力、下肢

跛行。眼部表现：比例为25.71%，头臂动脉型眼部并发症分为4期：①第一期：视网膜血管扩张期；②第二期：视网膜微血管瘤期；③第三期：视网膜血管吻合期；④第四期：并发症（白内障、增殖性玻璃体视网膜病变、新生血管性青光眼）。

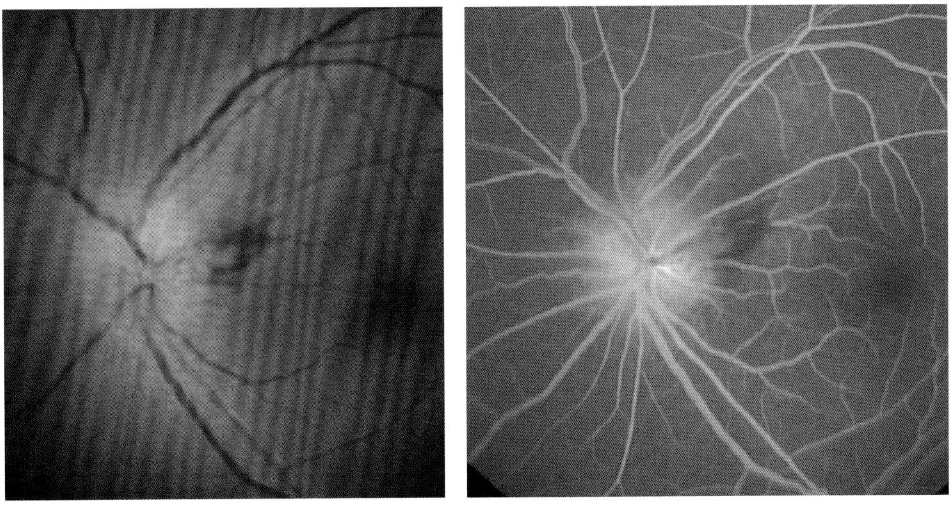

A　　　　　　　　　　B

图 5-8　左眼 A-AION

女性，47岁，左眼突然视力下降10余天。眼部检查：视力右眼0.8、左眼指数/50cm。血沉升高（41mm/h），C反应蛋白升高（33mg/L）。A. 左眼视盘水肿、边界模糊、颞侧有片状出血；B. FFA视盘不均匀荧光充盈、边界模糊，颞侧有片状出血性荧光遮蔽

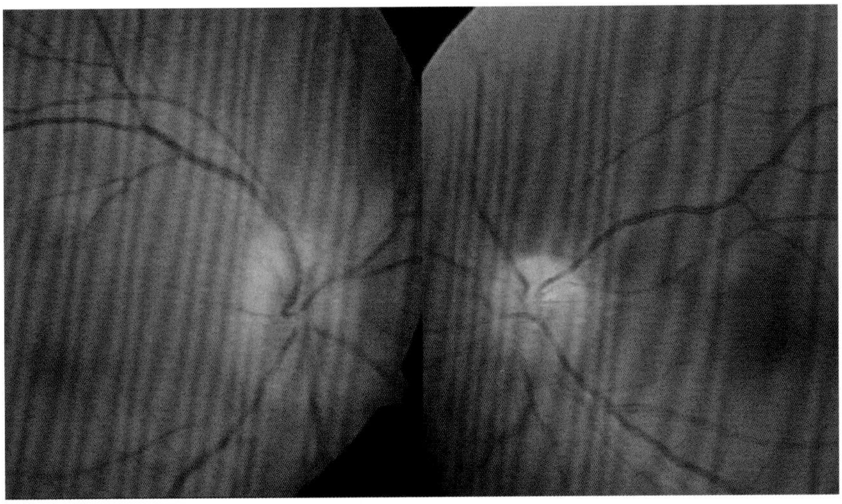

A

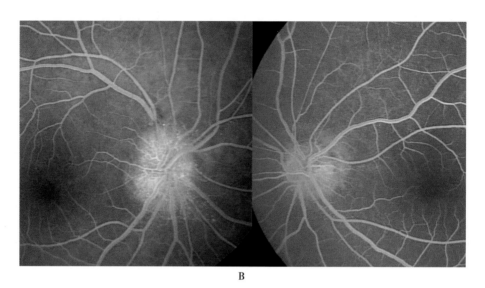

B

图 5-9 双眼 A-AION

女,73岁,双眼突发视力下降3天,视力右眼0.06,左眼0.2,血沉升高(36mm/h),C反应蛋白升高(30mg/L)。A. 眼底彩照:双眼视盘水肿、边界模糊,右眼视盘颞上边缘有小片出血;B. FFA:右视盘表面血管扩张,颞上方有小片出血性遮蔽荧光,双眼视盘不均匀荧光充盈、边界模糊

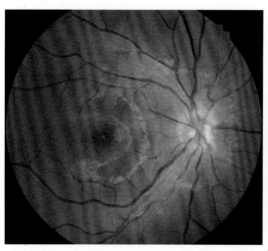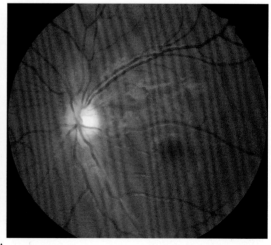

A

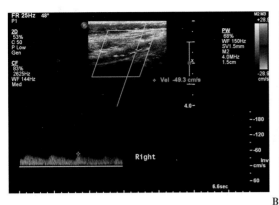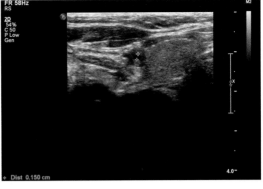

B

图 5-10　多发性动脉炎

12 岁,女性,3 年前反复出现左上肢无力,严重时无法平举;1 月前后突发左眼视物模糊,伴左侧头痛、左上肢麻木及无力。无眼痛、视物变形。双侧肱动脉搏动减弱,双侧颈内动脉波动减弱。右眼视力 1.2,左眼视力指数/30cm。A. 眼底:双眼视盘色淡,边界欠清,视网膜色暗,视网膜动静脉略显迂曲,动静脉分支小血管略显扩张,视网膜及黄斑区无明显异常;B. 颈动脉彩超:双侧颈总动脉及右侧颈内动脉管壁弥漫性增厚,回声减低、层次结构欠清,右锁骨下动脉近端管壁弥漫性增厚,回声减低、层次结构欠清,峰值流速大于 300cm/s,提示管腔狭窄,估测狭窄率均大于 75%。根据症状、体征、实验室检查,本例确诊为儿童多发性动脉炎

　　多发性动脉炎诊断标准(1990 国际风湿病协会):①发病年龄 ≤40 岁;②肢体间歇性运动障碍;③一侧或双侧肱动脉搏动减弱;④双侧上肢收缩压差>10mmHg;⑤一侧或双侧锁骨下动脉或腹主动脉闻及杂音;⑥动脉造影异常。满足以上 ≥3 项者可以诊断本病。多发性大动脉炎的诊断依据是症状、体征、实验室检查及影像学检查,动脉血管造影为金标准,由于是有创性检查,儿童多采用超声确诊。

第三节　后部缺血性视神经病变

临床特征:

1. 视力下降:急性、无痛性、单眼/双眼、不伴视盘水肿,可无光感。

2. 手术相关性 PION:手术清醒后发现视力下降,约半数双眼同时发病,患眼视力下降明显,70% 患眼视力低于指数。

3. 单眼者 RAPD(+),视神经头部外观正常。

4. 发病 4~6 周后可出现视盘苍白,视杯可扩大。

5. NA-PION 临床诊断较为困难,通常采用排除性诊断。

6. 磁共振:NA-PION 视神经无异常,A-PION 可见视神经增强。

7. 非动脉炎性 PION 视力丧失较轻,34% 好转。

8. 手术相关性、动脉炎性 PION 视力丧失严重且几乎无好转。

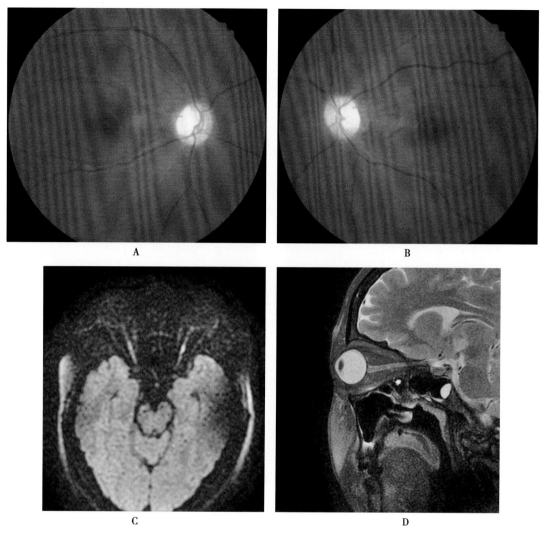

图 5-11 手术源性 PION

35 岁,女性,纵隔及左上肺叶切除术,术中阻断上腔静脉 1 小时,行左无名静脉人工血管置换。术后次日清醒后双眼视物不见,无光感。2 个月后眼底:A. 右眼视盘色苍白,视网膜动脉血管变细,视网膜 A/V 约 1/3;B. 左眼视盘色苍白,视网膜动脉血管变细,视网膜 A/V 约 1/2。F-VEP 可见双眼 P2 波峰时值明显延迟、波幅重度下降。C、D. MRI 发现 DWI 高信号,右侧视神经眶内段呈稍长 T2 信号

第四节　高血压性视盘病变

发生于高血压患者,以双侧视盘水肿为特征。视力下降为唯一症状,体检可发现视盘水肿。视野缺损。不对称者可以出现 RAPD(+)。伴高血压相关视网膜血管改变。

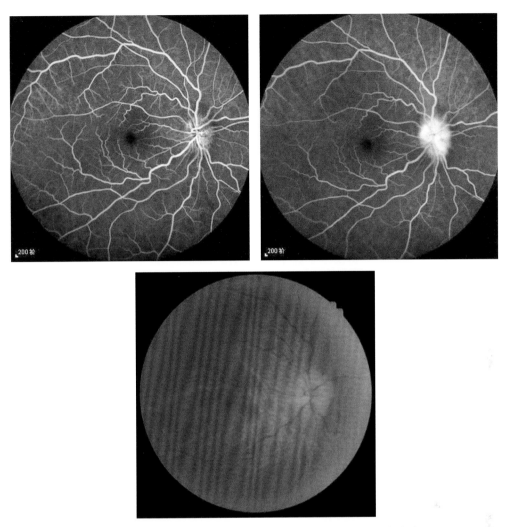

图 5-12 视网膜血管改变(动脉变细,动静脉压迫征),视盘水肿

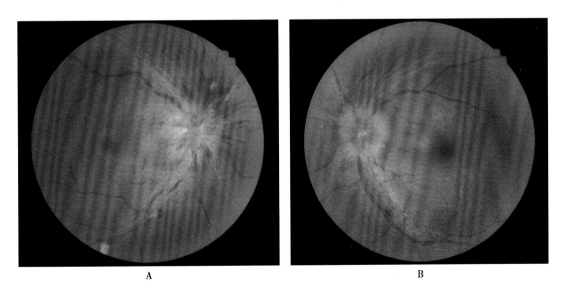

A   B

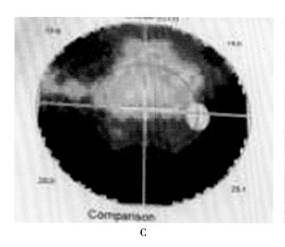

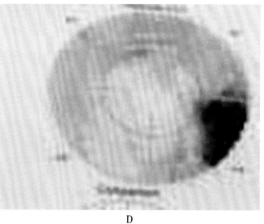

C

D

图 5-13 高血压视盘、视网膜病变

男性,28 岁,右眼视物模糊 3 个月。原发性高血压病史 3 年,控制不良。图示双眼视盘水肿(右 A,左 B),伴有双眼视野缺损(右 C,左 D)

第五节 糖尿病性视盘病变

糖尿病性视盘病变定义存在争议。Slagle 等认为该病病理生理与 NAION 完全不同,为一种独立眼病。Hayreh 等认为该病类似或等同于 NAION(临床亚型或轻型 NAION)。目前均认为该病是属于视盘缺血性疾病,可能加重并转化为 NAION,是 DR 进展的危险因素。在 DR 各期及无 DR 的糖尿病患者均可发生,更多见于非增生期。视盘水肿:单眼或双眼,视盘出血常见。水肿消退时间长。不对称者可出现 RAPD(+)。视野缺损:中心暗点、弓形暗点。糖尿病视网膜病变:常有,且 DME 常见。OCT:视盘水肿,在黄斑区浆液性神经上皮层的脱离。多数专家认为是一种自限性疾病,不经治疗视盘水肿可以自行消退,并且不会遗留有明

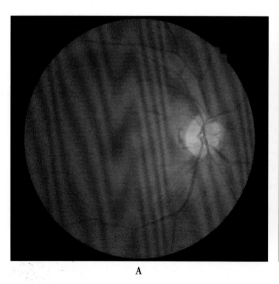

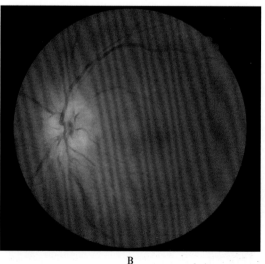

A

B

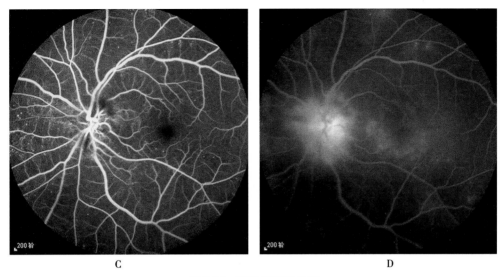

C   D

图 5-14 糖尿病视盘病变
A. 右眼底正常;B. 左眼视盘水肿,视网膜微血管瘤;C、D. 视盘充盈延迟、缺损

显的视功能损害和视神经萎缩。也有学者认为应该给予药物干预治疗,以确保病变彻底恢复并且不会加重形成 NAION,他们认为玻璃体腔注射抗-VEGF 药物可以加速视盘水肿消退并且保护视神经的功能。

(王 伟)

参 考 文 献

1. 中华医学会眼科学分会神经眼科学组. 我国非动脉炎性前部缺血性视神经病变诊断和治疗专家共识(2015 年). 中华眼科杂志,2015,51(5):323-326.

2. Biousse V,Newman NJ. Ischemic Optic Neuropathies. N Engl J Med,2015,372(25):2428-2436.

3. Dickersin K, Li T. Surgery for nonarteritic anterior ischemic optic neuropathy. Cochrane Database Syst Rev, 2015,3:D1538.

4. Atkins EJ, Bruce BB,Newman NJ,Biousse V. Treatment of nonarteritic anterior ischemic optic neuropathy. Surv Ophthalmol,2010,55(1):47-63.

5. Hayreh SS. Ischemic optic neuropathy. Prog Retin Eye Res,2009,28(1):34-62.

6. Lee MS,Grossman D,Arnold AC,Sloan FA. Incidence of nonarteritic anterior ischemic optic neuropathy:increased risk among diabetic patients. Ophthalmology,2011,118(5):959-963.

7. Xu L,Wang Y,Jonas JB. Incidence of nonarteritic anterior ischemic optic neuropathy in adult Chinese:the Beijing Eye Study. Eur J Ophthalmol,2007,17(3):459-460.

8. Hayreh SS,Zimmerman MB. Bilateral nonarteritic anterior ischemic optic neuropathy:comparison of visual outcome in the two eyes. J Neuroophthalmol,2013,33(4):338-343.

9. Hayreh SS,Zimmerman MB. Nonarteritic anterior ischemic optic neuropathy:natural history of visual outcome. Ophthalmology,2008,115(2):298-305.

10. Hayreh SS,Podhajsky PA,Zimmerman B. Ipsilateral recurrence of nonarteritic anterior ischemic optic neuropathy. Am J Ophthalmol,2001,132(5):734-742.

<table>
<tr><td>

第 六 章
</td><td>

压迫性或浸润性视神经病变
</td></tr>
</table>

　　本章讨论的压迫性或浸润性视神经病变主要涉及视交叉之前的部分(视交叉部位的病变见第十二章),常见的病因为肿瘤(原发或转移)、感染、非特异性炎症及甲状腺相关眼病。多数病例表现为渐进性视力损害,可伴眼球凸出、视盘水肿,患眼 RAPD(+);视盘睫状旁路血管往往提示压迫性或浸润性视神经病变,常见于视神经鞘脑膜瘤,其次也见于视神经胶质瘤。眼眶疾病是不伴视力损害的单侧视盘水肿的最常见原因;如一眼视神经萎缩而另一眼视盘水肿,需注意除外颅内不对称的视神经压迫或肿瘤引起的一眼视神经受压萎缩,同时高颅压引起对侧眼视盘水肿(Foster-Kennedy 综合征)。眼眶 CT 和 MRI 检查对于发现视路和蝶鞍旁区的病变及判断其性质尤为重要。

第一节　视神经胶质瘤

　　视神经胶质瘤(optic nerve gliomas)约占眶内肿瘤的 1.5% ~3.5%,占所有视神经肿瘤的66%。发病年龄0~79岁,高峰年龄为2~8岁,90%患者于20岁之前发病。首发症状常

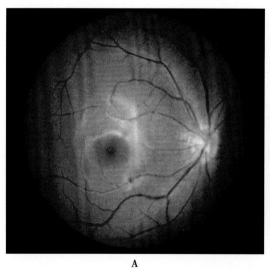 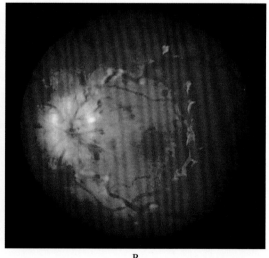

A　　　　　　　　　　　　　　　　B

图 6-1　左眼视神经胶质瘤

男性,9 岁,左眼视力下降 1 个月来诊。查视力:右眼 0.12,矫正视力:-3.75DS→1.0,左眼无光感。眼底:A. 右眼未见异常;B. 左眼视盘高度水肿,边界不清,盘周可见棉绒斑及片状出血,网膜散在点片状出血,黄斑部可见点片状出血

为眼球凸出伴视力下降,其他临床表现还有:眼球震颤、眼位偏斜、中心或旁中心视野缺损、色觉障碍、瞳孔传入障碍等。视盘水肿常见,6～8周后视神经萎缩。12%～37%的患者合并神经纤维瘤病型。影像学显示视神经呈梭形或锥形增粗,可将眼球推向前方或一侧,边界清晰,瘤内密度多均匀,少数情况下可见液化区。

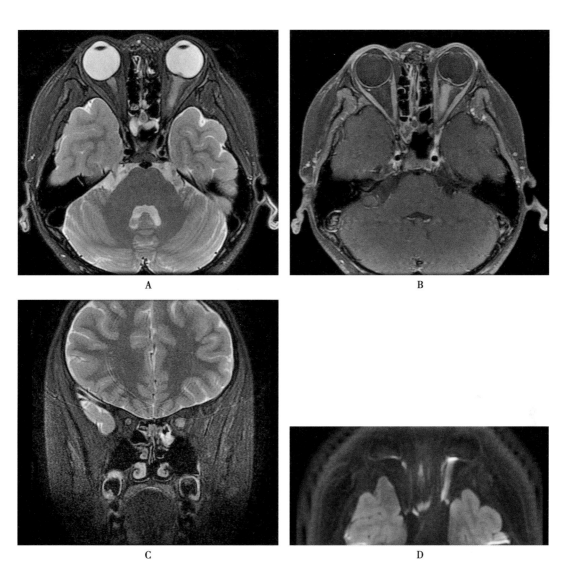

图 6-2 左眼视神经胶质瘤

眼眶 MR 平扫+增强:左侧视盘水肿,左侧视神经球内段突出,眶内段、管内段明显增粗,呈稍长 T2 信号,DWI 示左侧视神经眶内段呈明显异常高信号,增强扫描呈明显异常强化。A. 水平位 T2 加权像;B. 水平位 T1 增强像;C. 冠状位 T2 加权像;D. DWI

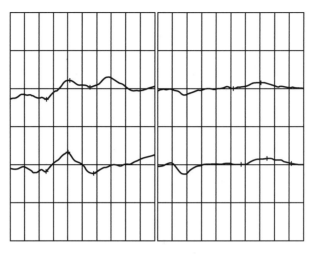

图6-3 左眼视神经胶质瘤

FVEP：左眼在两种不同强度光刺激下，P2 波峰时值相对右
眼异常延迟，波幅相对右眼明显降低

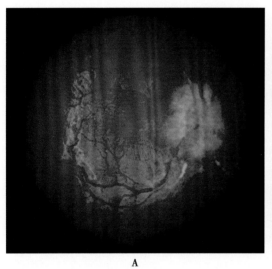

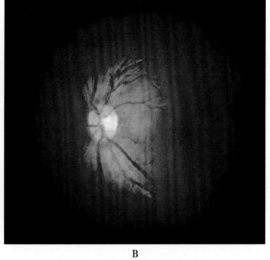

A   B

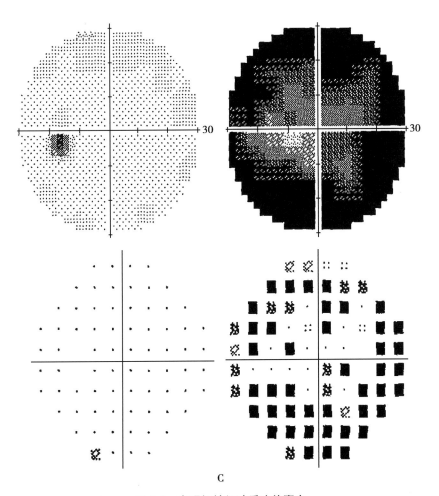

C

图6-4　右眼视神经胶质瘤伴囊变

女性,17 岁,右眼视力下降伴遮挡感 3 个月余来诊。查矫正视力:右眼 0.06,左眼
1.0,双侧瞳孔等大正圆,直径 4.0mm,右眼 RAPD(+);A. 右眼眼底视盘水肿充
血,边界不清,盘周见线样出血及棉绒斑,静脉血管迂曲扩张,黄斑区网膜皱褶,黄
斑中心凹反射未见;B. 左眼眼底未见异常;C. 视野:左眼未见异常,右眼中心部
分视野残存

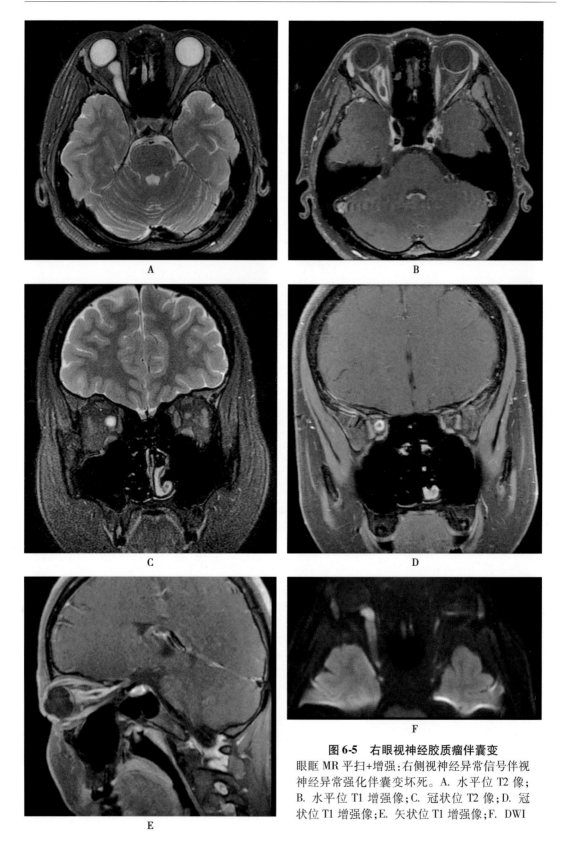

图6-5 右眼视神经胶质瘤伴囊变

眼眶 MR 平扫+增强：右侧视神经异常信号伴视神经异常强化伴囊变坏死。A. 水平位 T2 像；B. 水平位 T1 增强像；C. 冠状位 T2 像；D. 冠状位 T1 增强像；E. 矢状位 T1 增强像；F. DWI

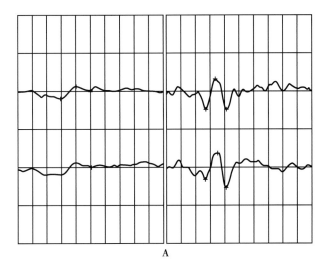

A

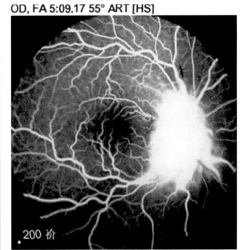

B

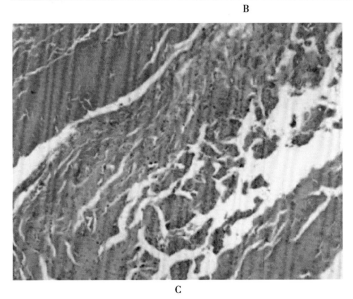

C

图 6-6 右眼视神经胶质瘤伴囊变

A. FVEP：右眼在两种不同强度光刺激下，P2 波峰时值相对左眼延迟，波福相对左眼明显降低；

B. FFA：右眼视盘水肿；

C. 术后病理：视神经胶质瘤

第二节　脑　膜　瘤

　　脑膜瘤可原发于眼眶,也可与颅内脑膜瘤互相蔓延。前者多来自视神经外的蛛网膜及眶内异位脑膜细胞,后者多由颅内蝶骨嵴脑膜瘤蔓延而来。眼睑肿胀、眼球突出、视力下降是主要的临床表现。视神经鞘脑膜瘤主要沿视神经浸润蔓延,导致视神经弥散性增粗,前至眼球,后至视神经管,并可向颅内鞍上区发展。早期即引起视力下降,视盘水肿,继而发生视神经萎缩。来源于蝶骨嵴的脑膜瘤经视神经管或眶上裂入眶,肿瘤压迫视神经可致同侧原发性视神经萎缩,当肿瘤生长,体积增大,颅压增高时,可引起对侧视盘水肿,表现一侧视神经萎缩,另一侧视神经水肿,称为 Foster-Kennedy 综合征。肿瘤累及第Ⅲ、Ⅳ、Ⅵ颅神经和第Ⅴ颅神经眼支,可引起眶尖综合征。CT、MRI 等影像学检查对诊断眼眶脑膜瘤具有重要参考价值。视神经鞘脑膜瘤 CT 和 MRI 均可见"车轨征"。

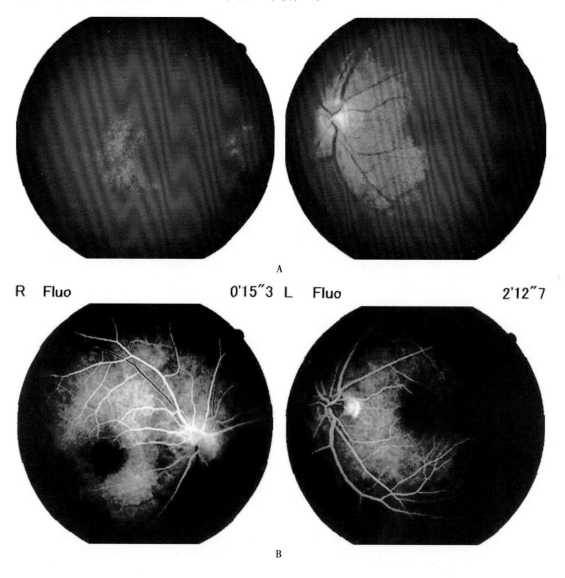

A

R　Fluo　　　　　　　0'15"3　L　Fluo　　　　　　　2'12"7

B

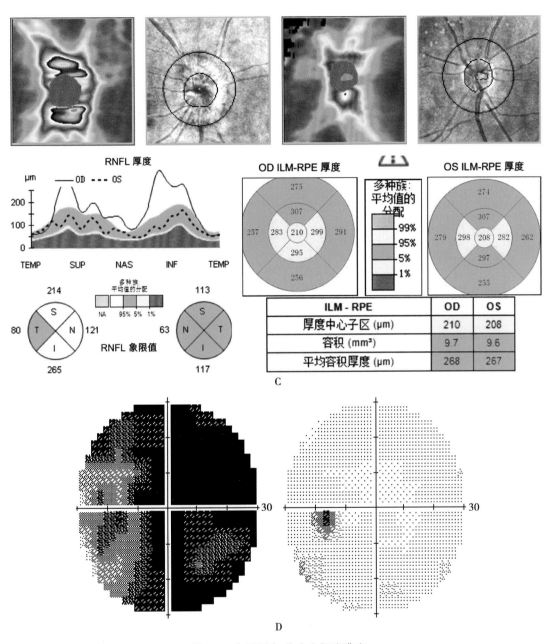

图 6-7　右侧眶尖-前床突部脑膜瘤

30岁,女性,右眼视力下降伴视物遮挡7个月余来诊。视力:右眼光感,左眼1.0;A、B. 双眼眼底:右眼视盘水肿,边界模糊,左眼正常;C. OCT可见右眼视盘神经纤维层增厚,黄斑区内环神经纤维层稍变薄;D. 视野:右眼视野全盲,左眼正常

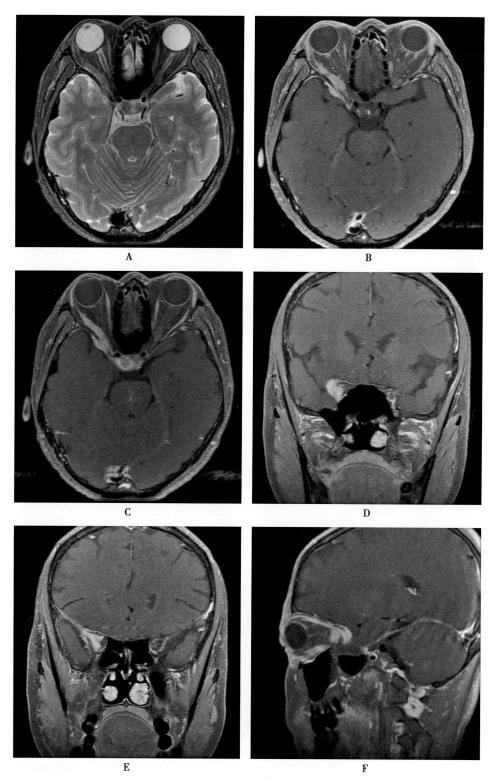

图6-8 右侧眶尖-前床突部脑膜瘤

眼眶MR平扫+增强:右眼外直肌外侧、右侧眶尖、右侧前颅窝底脑膜局部增厚,呈等T1稍长T2信号,DWI呈稍高信号,邻近视神经眶内段、管内段受压。A、B、C. 水平位图;D、E. 冠状位图;F 矢状位

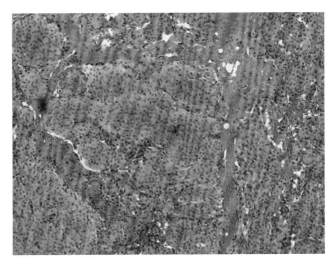

图 6-9　右侧眶尖-前床突部脑膜瘤。术后病理：脑膜瘤，内皮型，**WHO Ⅰ型**

第三节　视神经鞘瘤

　　神经鞘瘤因雪旺氏细胞增殖而形成，可发生于眼眶的任何部位，为良性肿瘤，占眼眶肿瘤的3%。该瘤多发生于眶上神经和滑车神经，故肿瘤多位于眼眶的上部。视神经本身因无雪旺氏细胞而不发生神经鞘瘤，但随脑膜和中央动脉到达视神经的交感神经纤维则含有雪旺氏细胞而可能发生神经鞘瘤，成为视神经的神经鞘瘤。多发生于成人，单眼发病，表现为缓慢进展的无痛性眼球突出，发生于第Ⅲ、Ⅴ、Ⅵ颅神经者易出现复视和眼球运动障碍，一般手术切除预后较好。

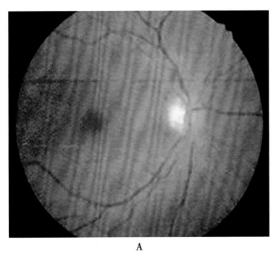
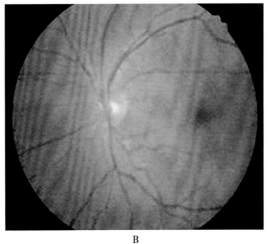

　　A　　　　　　　　　　　　　　　　　　　　　　　　　B

图 6-10　右侧眶尖视神经鞘瘤
男性，32 岁，右眼视力下降 5 个月，伴视物发暗，无色觉改变，经甲强龙冲击治疗后视力提高，激素减量后视力再次下降。查视力：右眼：HM/眼前，左眼 1.5。右眼 RAPD(＋)。眼底：A. 右眼视盘色淡红，颞侧稍淡，边界清，C/D 约 0.3，视网膜 A/V 约 2/3，血管走行可，无出血、渗出，黄斑部未见明显异常；B. 左眼视盘色淡红，边界清，C/D 约 0.3，视网膜 A/V 约 2/3，血管走行可，无出血、渗出，黄斑部未见明显异常

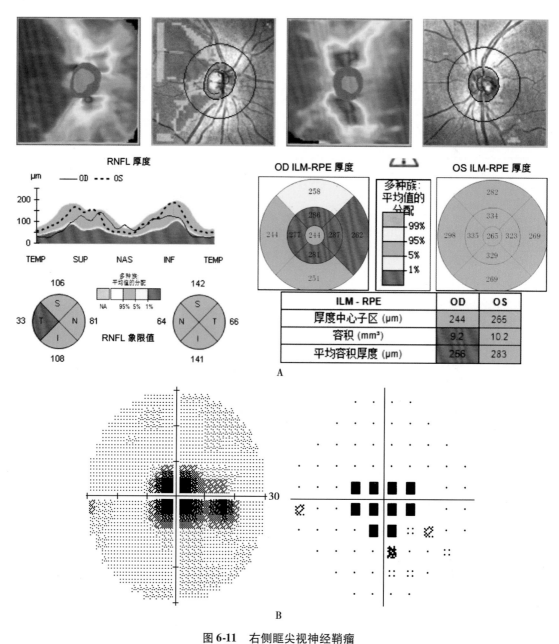

图 6-11　右侧眶尖视神经鞘瘤

A. OCT:右眼视盘颞侧、黄斑内环神经纤维层变薄;B. 视野:右眼中心暗点

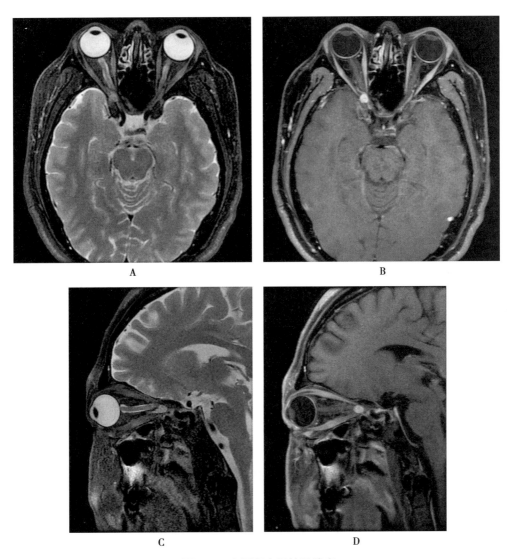

图 6-12 右侧眶尖视神经鞘瘤

眼眶 MR 平扫+增强:右眼视神经鞘膜腔增宽,眶尖部稍长 T2 信号占位灶,边界尚清,增强后明显强化。A、B. 水平位;C、D. 矢状位

119

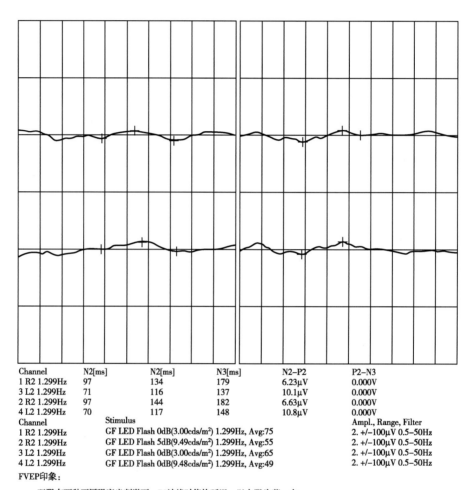

Channel	N2[ms]	N2[ms]	N3[ms]	N2–P2	P2–N3
1 R2 1.299Hz	97	134	179	6.23μV	0.000V
3 L2 1.299Hz	71	116	137	10.1μV	0.000V
2 R2 1.299Hz	97	144	182	6.63μV	0.000V
4 L2 1.299Hz	70	117	148	10.8μV	0.000V

Channel	Stimulus	Ampl., Range, Filter
1 R2 1.299Hz	GF LED Flash 0dB(3.00cds/m²) 1.299Hz, Avg:75	2. +/−100μV 0.5–50Hz
2 R2 1.299Hz	GF LED Flash 5dB(9.49cds/m²) 1.299Hz, Avg:55	2. +/−100μV 0.5–50Hz
3 L2 1.299Hz	GF LED Flash 0dB(3.00cds/m²) 1.299Hz, Avg:65	2. +/−100μV 0.5–50Hz
4 L2 1.299Hz	GF LED Flash 0dB(9.48cds/m²) 1.299Hz, Avg:49	2. +/−100μV 0.5–50Hz

FVEP印象：

　　双眼在两种不同强度光刺激下，P2波峰时值均延迟，以右眼为著：右眼波幅相对左眼降低，请结合临床诊断。

A

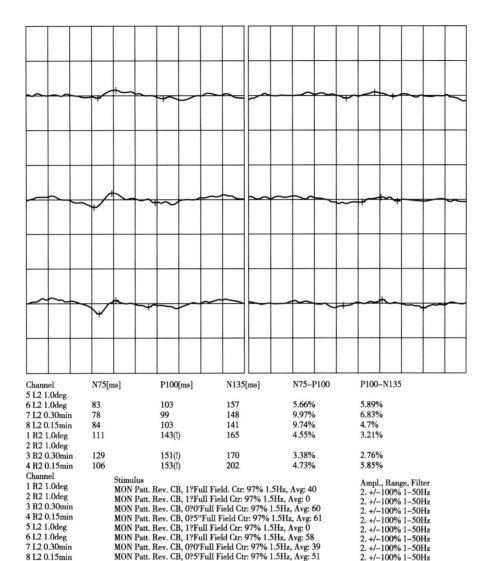

Channel	N75[ms]	P100[ms]	N135[ms]	N75-P100	P100-N135
5 L2 1.0deg					
6 L2 1.0deg	83	103	157	5.66%	5.89%
7 L2 0.30min	78	99	148	9.97%	6.83%
8 L2 0.15min	84	103	141	9.74%	4.7%
1 R2 1.0deg	111	143(!)	165	4.55%	3.21%
2 R2 1.0deg					
3 R2 0.30min	129	151(!)	170	3.38%	2.76%
4 R2 0.15min	106	153(!)	202	4.73%	5.85%

Channel	Stimulus	Ampl., Range, Filter
1 R2 1.0deg	MON Patt. Rev. CB, 1?Full Field. Ctr: 97% 1.5Hz, Avg: 40	2. +/−100% 1−50Hz
2 R2 1.0deg	MON Patt. Rev. CB, 1?Full Field Ctr: 97% 1.5Hz, Avg: 0	2. +/−100% 1−50Hz
3 R2 0.30min	MON Patt. Rev. CB, 0?0'Full Field Ctr: 97% 1.5Hz, Avg: 60	2. +/−100% 1−50Hz
4 R2 0.15min	MON Patt. Rev. CB, 0?5''Full Field Ctr: 97% 1.5Hz, Avg: 61	2. +/−100% 1−50Hz
5 L2 1.0deg	MON Patt. Rev. CB, 1?Full Field Ctr: 97% 1.5Hz, Avg: 0	2. +/−100% 1−50Hz
6 L2 1.0deg	MON Patt. Rev. CB, 1?Full Field Ctr: 97% 1.5Hz, Avg: 58	2. +/−100% 1−50Hz
7 L2 0.30min	MON Patt. Rev. CB, 0?0'Full Field Ctr: 97% 1.5Hz, Avg: 39	2. +/−100% 1−50Hz
8 L2 0.15min	MON Patt. Rev. CB, 0?5'Full Field Ctr: 97% 1.5Hz, Avg: 51	2. +/−100% 1−50Hz

FVEP印象:

　　右眼在低、中、高三种空间频率条件下，P100 波峰时值均延迟；双眼波幅降低，以右眼为著，请结合临床诊断。

B

图 6-13　右侧眶尖神经鞘瘤
A. FVEP:双眼在两种不同强度光刺激下,P2 波峰时值均延迟,右眼波幅相对左眼降低;
B. PVEP:右眼在低、中、高三种不同空间频率条件下,右眼 P100 波峰时值均延迟,双眼波幅减低,右眼减低为著。术后病理:视神经鞘瘤

第四节　鼻窦病变压迫视神经

　　由于鼻窦,尤其是蝶窦和后组筛窦毗邻视神经管,而视神经管的骨壁菲薄,故鼻窦内发生的炎症、肿瘤或黏液囊肿等增生或占位性病变极易造成压迫性视神经病变。表现为进行性视力下降、视盘水肿、视野缺损。眼眶核磁有助于发现病变。

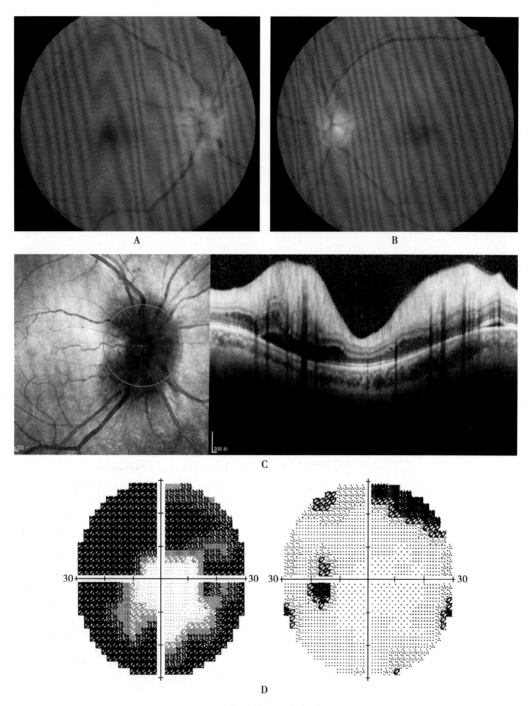

图 6-14　右侧蝶窦黏液囊肿

57 岁女性,潜水后发现右眼眼前黑影遮挡,伴轻微眼胀。查体:双眼裸眼视力:1.0,双眼前节(-),双眼瞳孔圆,直径约 2.5mm,双眼直接、间接对光反射灵敏,右眼 RAPD(±)。A. 右眼眼底视盘充血水肿,边界模糊,盘周可见细线状出血,视网膜 A/V 约 2/3,血管走行可,黄斑部未见异常;B. 左眼眼底未见异常;C. OCT:右眼视盘 OCT 可见视盘水肿伴盘周网膜浆液性脱离;D. 视野:右眼视野向心性缩小

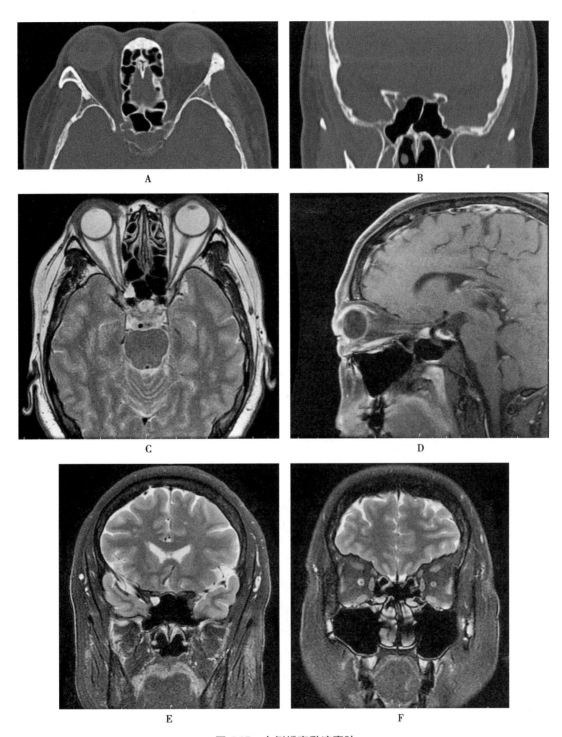

图 6-15　右侧蝶窦黏液囊肿

A、B. 视神经管 CT,右侧蝶窦内可见小囊样水样密度影,从下内方突出,压迫右侧视神经管,左侧视神经管未见异常;C、D、E. 眼眶 MR 示右侧蝶窦黏膜下囊肿;F. 右侧视神经鞘膜腔略增宽(提示视神经周围蛛网膜下腔内脑脊液循环受阻)

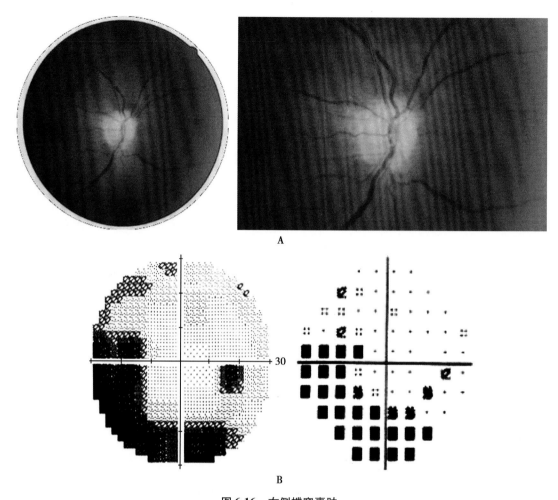

图 6-16　右侧蝶窦囊肿
A. 术后右眼眼底：视盘充血水肿较前减轻；B. 右眼视野缺损范围较前好转

第五节　血液系统疾病相关的视神经病变

　　血液系统疾病引起的视神经病变罕见，非霍奇金淋巴瘤淋巴结外病变可发生于眼眶，约占淋巴瘤病人的 0.01%，结膜、泪腺或球后可受累，多并发于中枢神经系统淋巴瘤。此外，我们还发现了骨髓瘤、小 B 细胞淋巴瘤等血液系统疾病可以累及视神经。早期患者血象多正常，继发自身免疫性溶血或肿瘤累及骨髓可发生贫血、血小板减少及出血。生化检查，如血沉、血清乳酸脱氢酶、β2-微球蛋白、碱性磷酸酶、单克隆或多克隆免疫球蛋白等升高对诊断有重要提示。

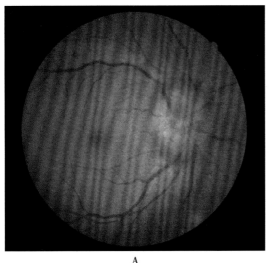 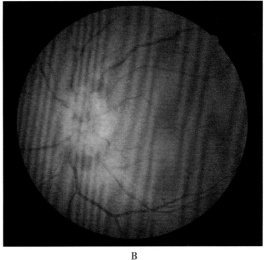

　　　　　　A　　　　　　　　　　　　　　　B

图 6-17　双眼视神经小 B 细胞淋巴瘤

女性,67 岁,双眼一过性黑矇 3 个月来诊。查矫正视力:双眼 0.8。A、B. 眼底:双眼视盘高度水肿,边界不清,静脉血管扩张,视网膜 A/V 约 1/3,血管走行可,无出血、渗出,黄斑区光反射消失。入院行腰椎穿刺术测颅压为 170mmH₂O,查血清、脑脊液 AQP4 抗体均为阴性,血、脑脊液副肿瘤标记物均为阴性。脑脊液蛋白 1057. 2mg/L,定性试验阳性。脑脊液病理:涂片未见癌细胞,见一些急、慢性炎细胞。脑脊液免疫:脑脊液 IgA 0. 901mg/dl↑、IgG 12. 5mg/dl↑、IgM 45. 5mg/dl↑。查白细胞计数 12. 15×10⁹/L↑、中性粒细胞 0. 316↓、淋巴细胞 0. 591↑、B 淋巴细胞 0. 64↑、血浆 D-二聚体测定 2. 84μg/ml↑、红细胞沉降率测定 87mm/h↑、抗心磷脂抗体(ACL)15. 21ru/ml↑、抗 β2 糖蛋白 I 抗体(A-β2-GPI)47. 90ru/ml↑、补体 C3 测定 81. 0mg/dl↓、补体 C4 测定<1. 56mg/dl↓、IgM 测定 1590. 0mg/dl↑、Ig 轻链 LAM 测定 317. 0mg/dl↑、免疫电泳 IgM-LAM

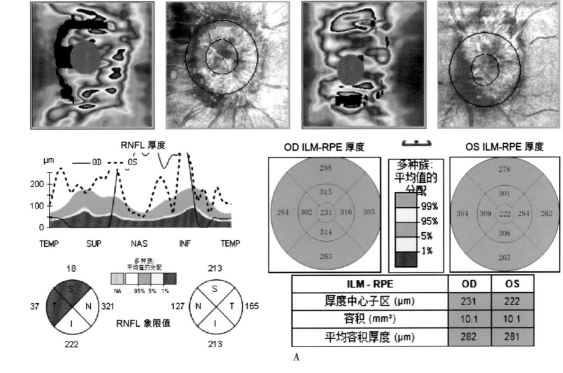

A

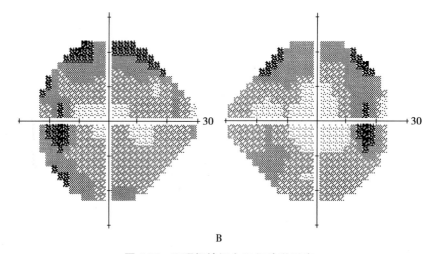

B

图 6-18 双眼视神经小 B 细胞淋巴瘤
A. OCT:双眼视盘、黄斑神经纤维层高度增厚;B. 视野:双眼视野向心性缩小

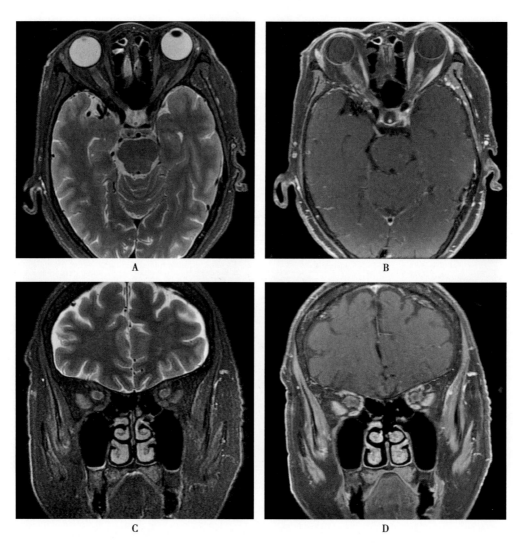

A

B

C

D

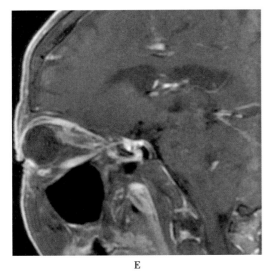

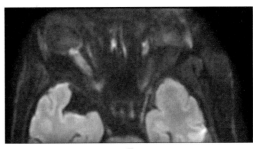

E F

图 6-19　双眼视神经小 B 细胞淋巴瘤
眼眶 MR 平扫+增强:右侧视神经球内段突出,双侧眶内段、管内段、颅内段及视交叉增粗,呈稍长 T2 信号,DWI 示右侧视神经眶内段呈明显异常高信号,增强扫描双侧视神经及视神经鞘明显异常强化。A. 水平位 T2 像;B. 水平位 T1 增强像;C. 冠状位 T2 像;D. 冠状位 T1 增强像;E:矢状位 T1 增强像;F:DWI 像

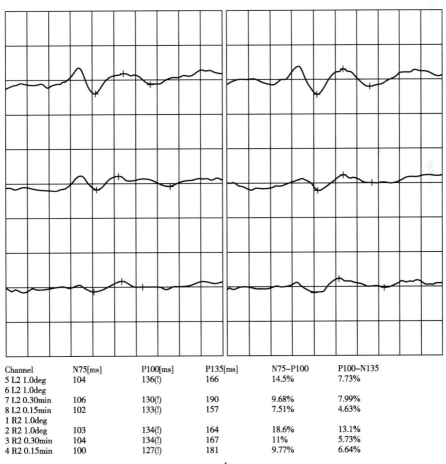

Channel	N75[ms]	P100[ms]	P135[ms]	N75-P100	P100-N135
5 L2 1.0deg	104	136(!)	166	14.5%	7.73%
6 L2 1.0deg					
7 L2 0.30min	106	130(!)	190	9.68%	7.99%
8 L2 0.15min	102	133(!)	157	7.51%	4.63%
1 R2 1.0deg					
2 R2 1.0deg	103	134(!)	164	18.6%	13.1%
3 R2 0.30min	104	134(!)	167	11%	5.73%
4 R2 0.15min	100	127(!)	181	9.77%	6.64%

A

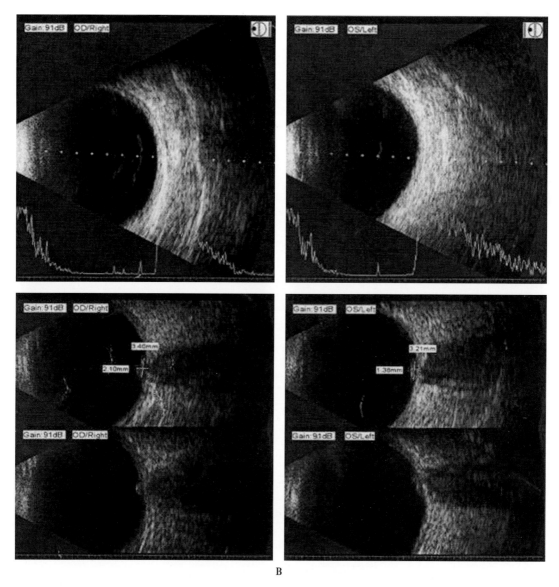

B

图 6-20 双眼视神经小 B 细胞淋巴瘤

A. FVEP:双眼 P100 波峰时值均延迟,左眼波幅相对右眼降低;B. 眼 B 超:双眼玻璃体混浊,
双眼视盘水肿

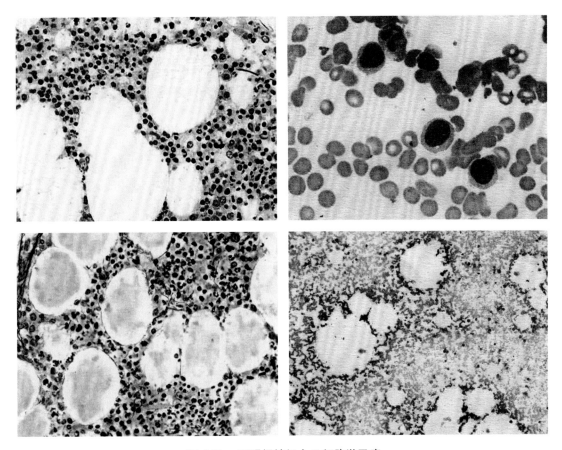

图 6-21 双眼视神经小 B 细胞淋巴瘤

骨髓穿刺免疫分型意见:B 细胞克隆性疾病(小 B 细胞型)。骨髓病理:淋巴系统增殖性疾病。部分
细胞似淋-浆样细胞,巨球蛋白血症

第六节 转 移 癌

视神经转移性肿瘤较少见,多由肺癌、胰腺及乳腺癌转移而来。表现为进行性视力下
降,影像学显示视神经增粗伴强化,与视神经原发肿瘤不易鉴别。血清肿瘤标记物及全身
PET 检查有利于明确诊断。

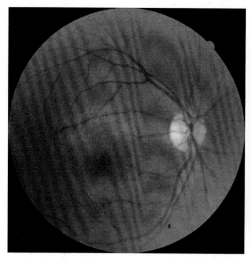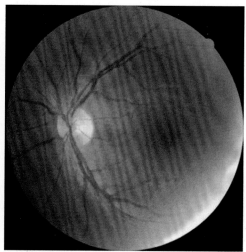

图6-22 转移癌眼底彩像

28岁女性,于2016年3月下旬无明显诱因出现右眼视物进行性下降,10余天后视力下降至光感,伴有双侧锁骨疼痛,腰部及双下肢无力、酸痛。4月4日开始甲泼尼龙1g/d激素冲击治疗后7天,右眼视力提高为指数/20cm,4月15日右眼视力再次下降至光感。查体:左眼视力1.0,右眼RAPD阳性,双眼眼底检查无异常。血肿瘤标记物:CA125 205.10u/ml↑、癌胚抗原41.14μg/L↑、CA19-9 48.31u/ml↑、CA724 492.10u/ml↑、CYFRA21-1 105.10ng/ml↑、NSE 51.44ng/ml↑

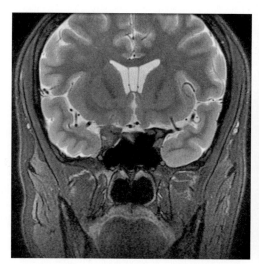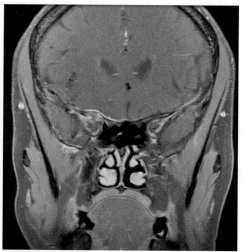

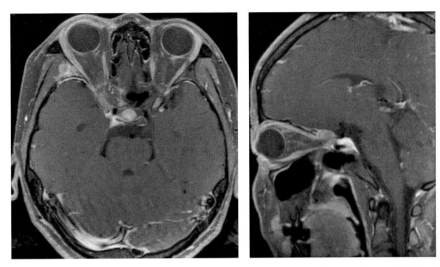

图 6-23　眼眶 **MRI** 显示右侧蝶骨翼、眶尖、海绵窦异常信号伴强化,考虑恶性病变

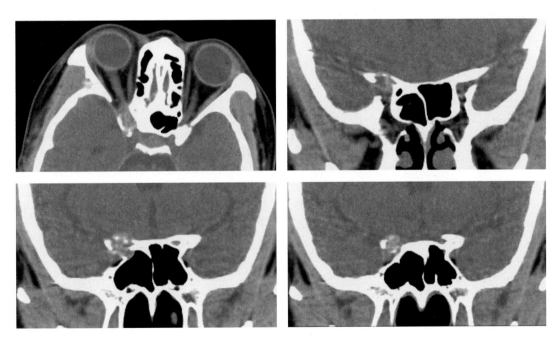

图 6-24　视神经管 **CT** 显示右侧海绵窦占位在眶尖呈膨胀性扩大,右侧蝶窦窦壁及蝶骨翼的骨皮质破坏

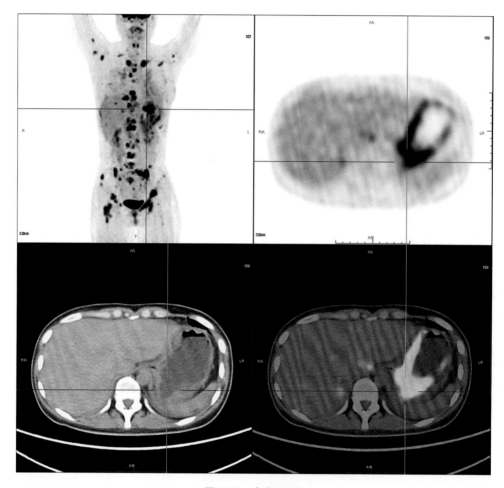

图 6-25　全身 PET

显示:胃壁高代谢病变;全身骨弥漫骨质破坏伴代谢增高,包括额骨右侧、右侧蝶骨大翼、右侧颞骨、双侧肱骨上段、双侧肩胛骨、双侧锁骨、胸骨、双侧肋骨、全脊柱及椎小关节、双侧骨盆骨及右侧股骨上段;左肺下叶高代谢结节;肝内多发高代谢灶;上纵隔、腹腔及腹膜后多发高代谢淋巴结;左侧肾上腺增粗伴代谢增高;以上均考虑恶性病变可能,以胃癌伴全身骨及胸腹部淋巴结转移,肺、肝、左侧肾上腺转移可能性大。胃镜活检病理结果:(胃体下部后壁、胃角、胃底大弯)分化差的腺癌,部分为印戒细胞癌

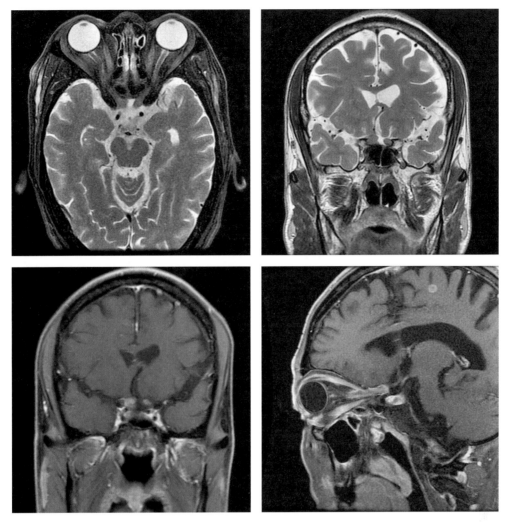

图 6-26　肺癌双侧视神经及脑转移

男性,48 岁,因"右眼视力下降 8 周,左眼视力下降 4 周"入院。眼科检查:双眼无光感,瞳孔圆,直径约 6.0mm;对光反射消失;双眼眼底:双眼视盘色淡红,边界不清,视杯边界消失,网膜静脉迂曲扩张,动脉变细,视网膜 A/V 约 1/3。眼眶 MRI 示双侧视神经颅内段及管内段增粗,呈等 T2 信号伴明显强化,顶叶可见一小圆形强化病灶

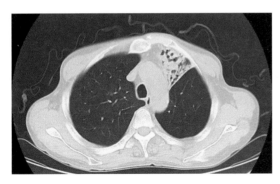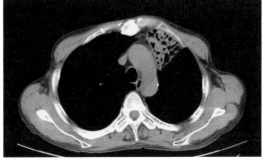

图 6-27　肺癌双侧视神经及脑转移
肺部 CT:左上肺占位病灶并实变,考虑肺癌

第七节　炎性假瘤

炎性假瘤为一种特发的非特异性慢性增殖性炎症,临床表现类似肿瘤,但实质上是炎症,故名炎性假瘤。本病较为常见,病因尚不清楚,目前多认为是一种免疫反应性疾病。本病可发生于任何年龄,40 岁以上较为多见,男性多于女性,多单眼,双眼发病较少,小部分患者可伴有身体其他部位同类病变。眼眶炎性假瘤可波及眼内各种软组织,但可主要发生于某种结构,如眼蜂窝组织、眼外肌或泪腺。根据组织学改变,本病可分为淋巴细胞浸润型、纤维增生型和混合型。临床表现主要有眼痛、眼睑和结膜红肿、眼球突出、眼球运动障碍及视力下降等。用皮质类固醇等抗炎治疗可使病情缓解,但易复发。复发者可辅以免疫抑制剂治疗或放射治疗,必要时可考虑手术切除。

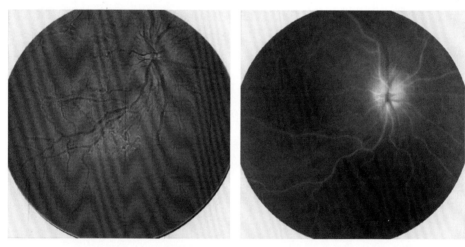

图 6-28　眶颅交通炎性假瘤
男性,20 岁,左眼疼痛伴视力下降 3 年,右眼视力下降 20 天。查体:双眼无光感,左眼球萎缩内陷,左角膜灰白浑浊;右眼底视盘边界不清,血管走行可,未见出血及渗出

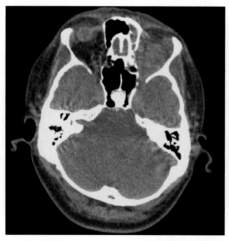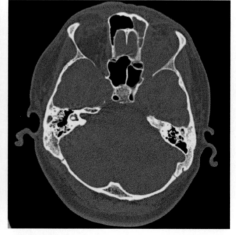

图 6-29　眶颅交通炎性假瘤
眼眶 CT 示左眼球萎缩,眶内容物密度增高

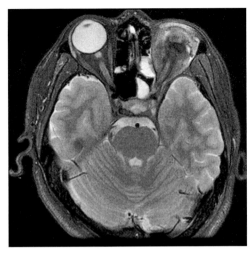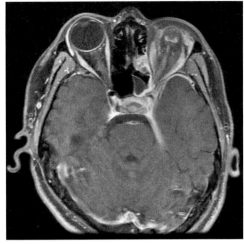

图 6-30　眶颅交通炎性假瘤

眼眶 MRI 示:左侧眼球正常形态消失,左侧眶后脂肪信号消失,左侧视神经眶内段、眼外肌、泪腺显示不清。增强扫描后,左侧眼眶明显不均匀强化,右侧眼环、右侧视神经眶内段轻度不均匀强化。前颅窝硬脑膜明显增厚强化,左侧为著。入院后行左眼眶内容物切除,术后病理结果:炎性反应性病变(左眼眶内病变侵袭颅内硬脑膜并累及右眼)

第八节　骨纤维异常增殖症

　　骨纤维异常增殖症是一种病因不明、缓慢进展的自限性良性骨纤维组织疾病。正常骨组织被吸收,而代之以均质梭形细胞的纤维组织和发育不良的网状骨骨小梁,可能系网状骨未成熟期骨成熟停滞或构成骨的间质分化不良所致。本病可能与外伤、感染、内分泌功能紊乱或某些原因导致局部血液循环障碍有关,但均未证实。目前普遍认为本病非真性肿瘤,多发生于 20 岁以前,偶见于婴儿和 70 岁以上老年人,男女发病比例为 1∶2。此病可广泛侵入鼻窦、眼眶及颅前窝底,临床呈恶性生长倾向,表现为鼻塞、嗅觉减退、面部不对称、眼球突出、移位、复视、视力障碍和张口困难等。蝶骨和蝶窦区骨纤维异常增殖,多有较严重的额顶或枕区疼痛。病损易向周围结构扩展,累及Ⅱ、Ⅲ、Ⅳ、Ⅴ、Ⅵ等颅神经而产生颅神经受损症状与体征。病变较大者可致脑萎缩或产生高颅压。

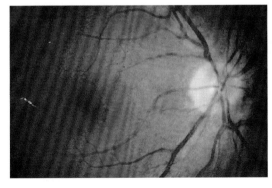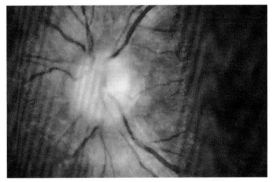

图 6-31　骨纤维异常增殖症

女性,45 岁,左眼视力下降伴遮挡感 6 个月余。查体:右眼视力 1.0,左眼视力手动/眼前,矫正不提高,左眼 RAPD(+),左眼视盘边界不清

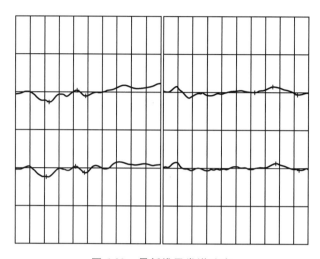

图 6-32　骨纤维异常增殖症

FVEP:左眼在两种不同强度光刺激下,P2 波峰时值相对右
眼明显延迟,波幅降低

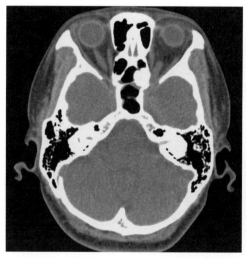 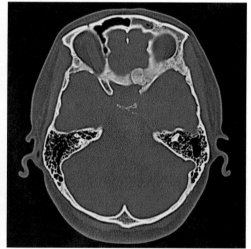

图 6-33　骨纤维异常增殖症

视神经管 CT:左侧眶尖区、左侧后组筛窦骨性占位,左侧视神经管受压变细

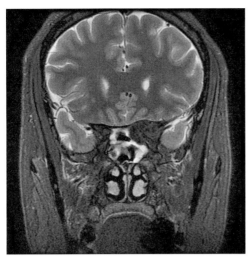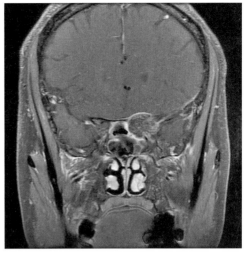

图 6-34　骨纤维异常增殖症

眼眶 MRI:左侧眶尖区、左侧后组筛窦见不规则形短 T2 信号,边界清楚,增强扫描呈不均匀斑点、条状强化,左侧视神经管内段受压变细

（赵杰　徐全刚）

参 考 文 献

1. Wong D,Danesh-Meyer H,Pon JA. Infiltrative lymphomatous optic neuropathy in non-Hodgkin lymphoma. J Clin Neurosci,2015,26(9):1513-1515.

2. Martinelli V,Bianchi Marzoli S. Non-demyelinating optic neuropathy:clinical entities. Neurol Sci,2001,22(2), S55-59.

3. Beccari S,Cima L,Posenato I,et al. Pediatric optic nerve sheath meningioma. J Neuroophthalmol,2014,34(3): 315-316.

4. Nair AG,Pathak RS,Iyer VR,et al. Optic nerve glioma:an update. Int Ophthalmol,2014,34(4):999-1005.

5. Boulter EL,Eleftheriou D,Sebire NJ,et al. Inflammatory lesions of the orbit:a single paediatric rheumatology centre experience. Rheumatology (Oxford),2012,51(1):1070-1075.

6. Mendenhall WM,Lessner AM. Orbital pseudotumor. Am J Clin Oncol,2010,33(3):304-306.

第 七 章

遗传性视神经病变

第一节　Leber 遗传性视神经病变

Leber 遗传性视神经病变(Leber hereditary optic neuropathy, LHON)是由于线粒体 DNA 突变而引起的视神经病变。90% ~ 95% 的 LHON 由三个原发性线粒体 DNA 突点突变 G11778A、G3460A 和 T14484C 所引起。

患者发病年龄多在十几到二十几岁,双眼可以同时发病,也可以间隔数周或数月发病。发病时患眼视力急性或亚急性、无痛性下降,瞳孔直接对光反射可以迟钝,也可以正常,因此,单眼发病或双眼病变不对称者中仅有部分患者出现相对性传入性瞳孔障碍。这是 LHON 区别于视神经炎的重要临床特征。视神经炎引起视力下降时均会伴有瞳孔直接对光反射障碍,而 LHON 引起视力下降时可以不出现瞳孔直接对光反射障碍。LHON 的眼底表现分为急性发作期、进展期和萎缩期:

(1) 急性发作期:典型表现为:视盘充血、水肿,视盘周围毛细血管迂曲、扩张。FFA 显示造影过程中视盘周围毛细血管始终无荧光素渗漏,该特征性表现可以将 LHON 与视盘炎、视盘水肿和前部缺血性视神经病变区别开。但是,部分 LHON 患者急性发作期的眼底表现仅为视盘充血,而无明显水肿,甚至视盘无明显充血或水肿而表现为球后视神经病变。

(2) 进展期:LHON 急性发作后,视盘颞侧充血、水肿逐渐消退,颜色逐渐变为灰白色,此时视盘上、下部和鼻侧仍充血、水肿。随着病程进展,视盘颞侧萎缩而呈苍白色,此时视盘

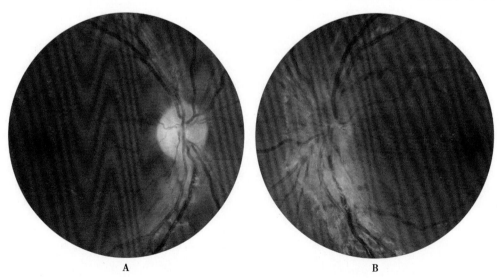

A　　　　　　　　　　　　　　　　　　B

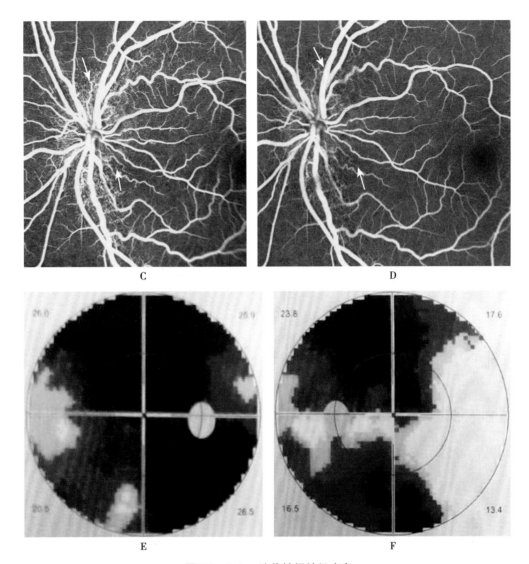

图 7-1　Leber 遗传性视神经病变

患者,男性,27 岁,右眼视力下降 3 个月,左眼视力下降 1 周。无 Leber 遗传性视神经病变家族史。视力:右眼 0.02,左眼 0.04;双眼瞳孔直、间接对光反射正常,RAPD(-)。A. 右眼眼底可见视盘颞侧灰白,视盘上、下部和鼻侧色淡、轻度水肿;B. 左眼眼底视盘充血、轻度水肿,边界模糊,视盘周围毛细血管迂曲、扩张,视盘上、下方可见强的视网膜反光;C、D. FFA 示视盘周围毛细血管迂曲、扩张,但始终无荧光素渗漏(短箭);E、F. 视野检查示右眼弥漫性视野缺损,左眼上、下方象限性视野缺损;色觉检查示红绿色盲。患者线粒体 DNA 检测示 G11778A 突变

上、下部和鼻侧充血、水肿逐渐消退,变为灰白色。

（3）萎缩期:整个视盘呈苍白色,部分患者可伴有视杯扩大。

LHON 患者的典型视野损害为巨大中心暗点,也可以表现为旁中心暗点、弓形暗点和弥漫性视野缺损等。患者通常有明显的红绿色觉障碍。

LHON 的遗传特点为具有较高的不完全外显率和显著的性别偏倚。致病基因携带者中男性发病率为 50%,而女性发病率仅为 10%。携带者的眼底表现可以正常,也可以表现为视盘充血、水肿,视盘周围毛细血管迂曲、扩张。但携带者的视力、视野或色觉均无明显异常。

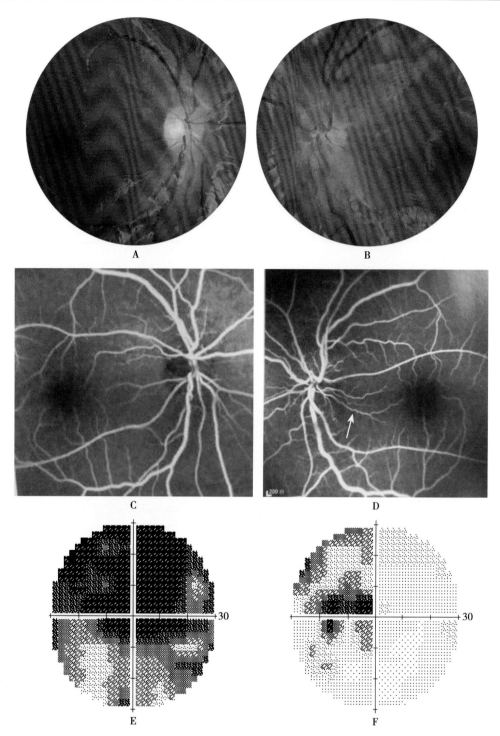

图7-2　Leber 遗传性视神经病变

患者,男性,8 岁,右眼视力下降 2 个月,左眼视力下降 10 天。其母视力差,查体发现双眼视盘苍白。视力:右眼指数,左眼 0.1;右眼直接对光反射迟钝,RAPD+。A、B. 右眼视盘颞侧灰白,上、下部和鼻侧轻度充血,左眼视盘充血、水肿,边界模糊,视盘周围毛细血管迂曲、扩张,双眼视盘上、下方可见强的视网膜反光;C、D. FFA 示左眼视盘周围毛细血管迂曲、扩张(短箭 D),双眼视盘始终无荧光素渗漏;E、F. 视野检查示右眼弥漫性视野缺损,左眼旁中心暗点。色觉检查示红绿色盲。患者和其母线粒体 DNA 检测示 G11778A 突变

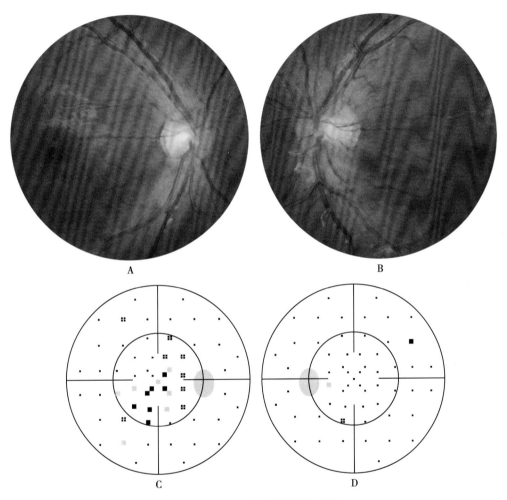

图7-3 Leber 遗传性视神经病变

患者,男性,15 岁,右眼视力下降 2 周。无 Leber 遗传性视神经病变家族史。视力:右眼 0.02,左眼 0.6;右眼直、间接对光反射灵敏,RAPD(−)。A. 右眼视盘颞侧色稍淡,视盘上、下部和鼻侧轻度充血;B. 左眼视盘充血,边界清晰;C. 视野检查示右眼中心暗点;D. 左眼正常。色觉检查示右眼红绿色盲,左眼正常。线粒体 DNA 检测示 T14484C 突变

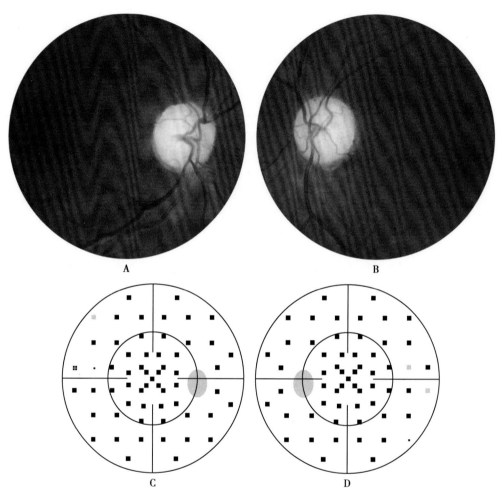

图 7-4　Leber 遗传性视神经病变

患者,男性,29 岁,双眼视力下降 5 年。有 Leber 遗传性视神经病变家族史。视力:双眼
0.05;双眼瞳孔直、间接对光反射正常。A、B. 双眼视盘苍白,边界清晰;C、D. 视野检查
示双眼弥漫性视野缺损。色觉检查示红绿色盲。线粒体 DNA 检测示 G11778A 突变

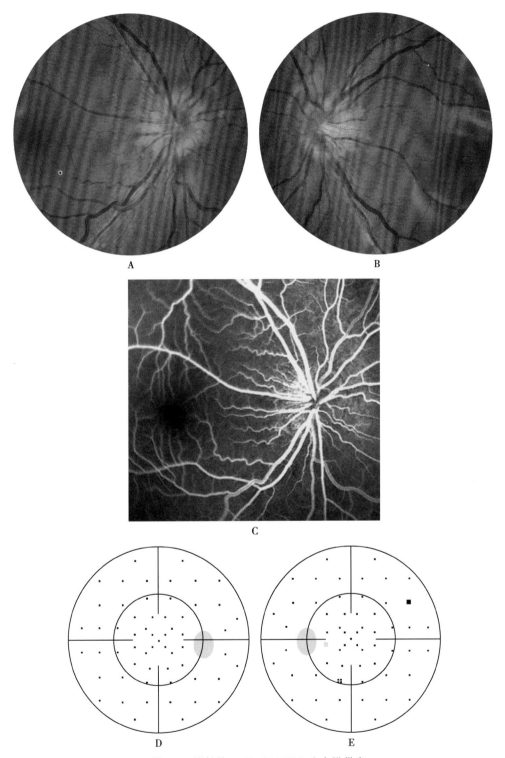

图 7-5　线粒体 DNA G11778A 突变携带者

男性,12 岁,有 Leber 遗传性视神经病变家族史。视力:右眼-3.50D=1.0,左眼-3.00D=1.0;双眼瞳孔直、间接对光反射正常。A、B. 双眼视盘充血水肿,边界模糊,轻度隆起,视盘周围毛细血管迂曲、扩张;C. FFA 示视盘周围毛细血管迂曲、扩张,但无荧光素渗漏;D、E. 视野检查正常。色觉检查正常。线粒体 DNA 检测示 G11778A 突变。随访 8 年至今,视功能未出现异常

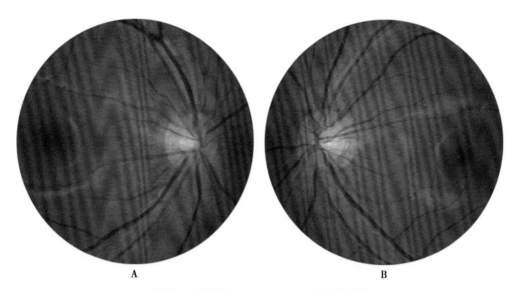

图7-6 线粒体DNA G11778A突变携带者

男性,25岁,有Leber遗传性视神经病变家族史。视力:双眼1.0;双眼瞳孔直、间接对光反射正常。
A、B. 双眼视盘色界正常。视野和色觉检查正常。线粒体DNA检测示G11778A突变

第二节 常染色体显性视神经萎缩

常染色体显性视神经萎缩(autosomal dominant optic atrophy,ADOA),又称为Kjer型视神
经萎缩,是最常见的显性遗传性视神经病变,其主要临床表现为:双眼隐匿性无痛性视力下
降、视盘颞侧苍白、视野缺损和色觉障碍。患者视力可以正常,也可能降至眼前指数。患者
多在儿童期隐匿发病,通常不能明确说出视力下降的具体起始时间。其特征性眼底改变为
双眼视盘颞侧苍白,也可以表现为全视盘苍白,视盘颞侧可以出现灰白或色素性新月形萎缩
区。视野损伤通常表现为中心暗点或旁中心暗点。色觉障碍通常表现为蓝黄色盲,也可以

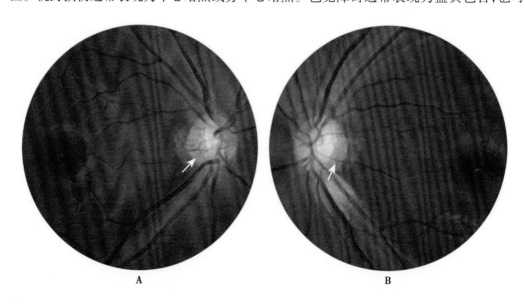

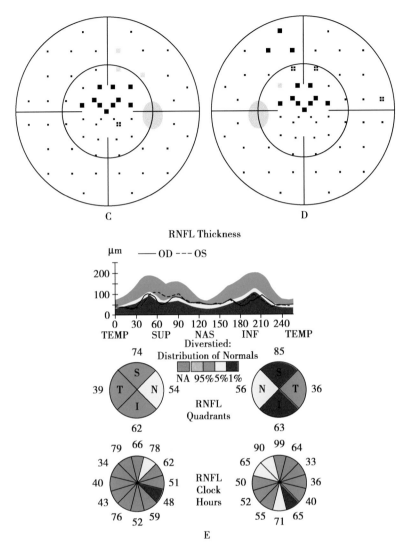

图 7-7　常染色体显性视神经萎缩

患者,男性,27 岁,双眼无痛性缓慢视力下降 17 年,否认视神经病变家族史。病历记录显示 16 年前因双眼视物模糊曾在外院就诊,病历记录显示当时双眼最佳矫正视力 0.4。本次就诊时,视力:右眼−2.00/−1.00×105=0.2,左眼−2.00/−0.50×63=0.2;双眼瞳孔直、间接对光反射正常。A、B. 双眼视盘颞侧苍白,边界清晰,视盘颞侧可见新月形色素性脉络膜视网膜萎缩区(短箭);C、D. 视野检查示双眼盲中心暗点;E. OCT 示双眼视盘周围视网膜神经纤维层厚度弥漫性变薄,颞侧尤为明显。患者 mtDNA 检测未发现异常,OPA1 基因检测示第 17 外显子发生 C1669T 突变(p. Arg557X),导致编码第 557 位精氨酸的密码子突变为终止密码子

出现红绿色盲。组织病理学表现为视网膜神经节细胞凋亡和视神经纤维丢失。

常染色体显性视神经萎缩通常单独发病,也可以伴有听力下降、白内障、眼外肌麻痹、上睑下垂等。其主要致病原因为 OPA1(3q28-29)基因突变,少数患者基因突变位点位于 OPA3 (19q13. 2-13. 3)、OPA4(18q12. 2-12. 3)和 OPA5(22q12. 1-13. 1)。

第三节　Wolfram 综合征

Wolfram 综合征是一种较为罕见的遗传综合征,其主要临床表现包括:①1 型糖尿病:常为首发疾病,多在儿童期发病,为胰岛素依赖型糖尿病。②视神经萎缩:多在 6~7 岁开始出现视力减退,常于 1 型糖尿病诊断后 2~3 年出现,98% 患者晚期出现视神经萎缩。③神经性耳聋:以高频听力下降为主,其发生率约为 70%。④尿崩症:为中枢性,发生率约为 32%,可合并有肾盂积水、输尿管积水和低张力性膀胱等。上述 4 种疾病全部出现者,称为完全型 Wolfram 综合征。上述 4 种疾病未全部出现者,称为不完全型 Wolfram 综合征。90% 的 Wolfram 综合征呈常染色体隐性遗传,病变基因主要位于 4p16.1,少数位于 4q22-24。另有约 10% 患者是由于线粒体基因缺陷所致,其中最常见的是 tRNA leu(UUB) nt3243A→G 点突变。

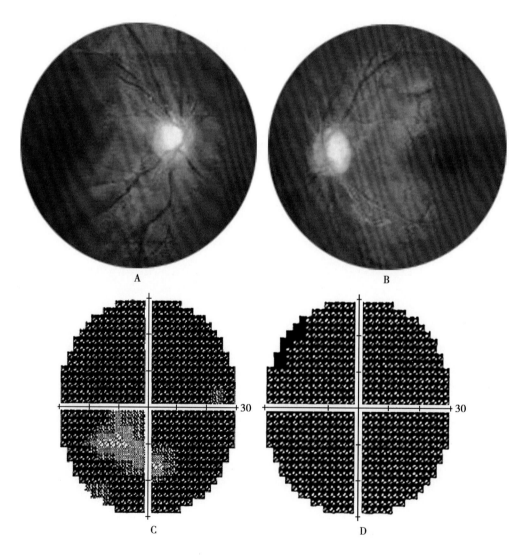

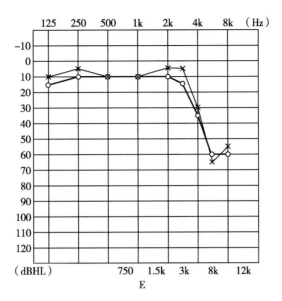

图 7-8 Wolfram 综合征完全型

患者,女性,17 岁,双眼视力下降 8 年。既往有 1 型糖尿病史 12 年。视力:双眼 0.05,瞳孔对光反射迟钝。A、B. 双眼视盘苍白;C、D. 视野检查示双眼弥漫性视野缺损;E. 听力检测示双耳高频听力丧失;患者 24 小时尿量 3500ml,B 超示双肾积水伴双侧输尿管上段扩张

（孙传宾）

参 考 文 献

1. Newman NJ. Hereditary optic neuropathy//Miller NR,Newman NJ,Biousse V,et al. Walsh and Hoyt's Clinical Neuro-Ophthalmology. 6th ed. Vol I. Philadelphia:Lippincott Williams and Wilkins,2005:237-291.

2. Yu-Wai-Man P,Chinnery PF. Leber Hereditary Optic Neuropathy//Pagon RA,Adam MP,Ardinger HH,et al. GeneReviews®[Internet]. Seattle (WA):University of Washington,Seattle;1993-2016.

3. Moster SJ,Moster ML,Scannell Bryan M,et al. Retinal Ganglion Cell and Inner Plexiform Layer Loss Correlate with Visual Acuity Loss in LHON:A Longitudinal, Segmentation OCT Analysis. Invest Ophthalmol Vis Sci, 2016;57(8):3872-3883.

4. Zhang Y,Huang H,Wei S,et al. Characterization of retinal nerve fiber layer thickness changes associated with Leber's hereditary optic neuropathy by optical coherence tomography. Exp Ther Med,2014,7(2):483-487.

5. 刘哲,孙传宾,童绎,等. 相干光断层扫描检测 Leber 遗传性视神经病变视网膜神经纤维层厚度改变. 中华眼科杂志,2012,48(10):888-892.

6. 韦企平,孙艳红,宫晓红,等. Leber 遗传性视神经病变急性期荧光素眼底血管造影图像特征. 中华眼科杂志,2008,44(8):745-747.

7. 郭向明,贾小云,肖学珊,等. 中国人 Leber 遗传性视神经病变线粒体 DNA 突变频谱. 中华眼底病杂志,2003,19(5):288-291.

8. 解世朋,王浩,常永业,等. 中国邢台地区 Leber 遗传性视神经病变分子流行病学调查研究. 国际眼科杂志,2016,16(4):738-741.

9. 张译心,戴艳丽,巩琰,等. Leber 遗传性视神经病变女性携带者神经纤维层厚度和黄斑区视网膜厚度的改变. 中华实验眼科杂志,2013,31(6):587-591.

第 八 章

外伤性视神经病变

第一节　视神经管 CT 检查

　　CT 检查是显示眼眶骨质结构的最好方法,也是明确诊断的最佳手段。常规眼眶 CT 平扫的层厚为 3~5mm,若不能恰好扫到视神经管层面,则很容易导致视神经管骨折的漏诊。高分辨率 CT(High-Resolution Computed Tomography, HRCT) 采用高空间分辨率算法(骨算法)重建成像,可以明确诊断视神经管病变:以前床突为中心,联合应用横轴位和冠状位 1.5mm 层厚、1mm 层距的扫描,可以较好的显示视神经管骨折的类型和程度。正常视神经管的 HRCT 的前床突、后床突、筛窦、蝶窦显示清晰,骨质连续,无成交畸形和骨不连续。视神经管相邻的窦腔内无积血、积液,无血肿形成和视神经增粗等。视神经管 HRCT 的横轴位可以清晰显示视神经管的内侧和外侧壁的损伤情况,冠状位可以清晰显示下壁的损伤。

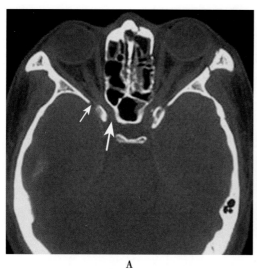 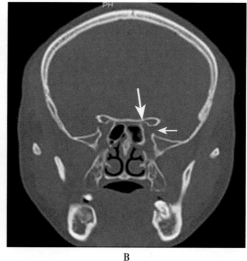

A　　　　　　　　　　　　　　　　B

图 8-1　HRCT 正常视神经管
图像显示前床突、视神经管(长箭头)、眶上裂(短箭头)。A. 横轴位:可以看到前床突和后床突清晰,蝶窦、筛窦外侧壁无骨折迹象;B. 冠状位:可以看到前床突和蝶窦围成的视神经管完整,无骨不连和成角畸形

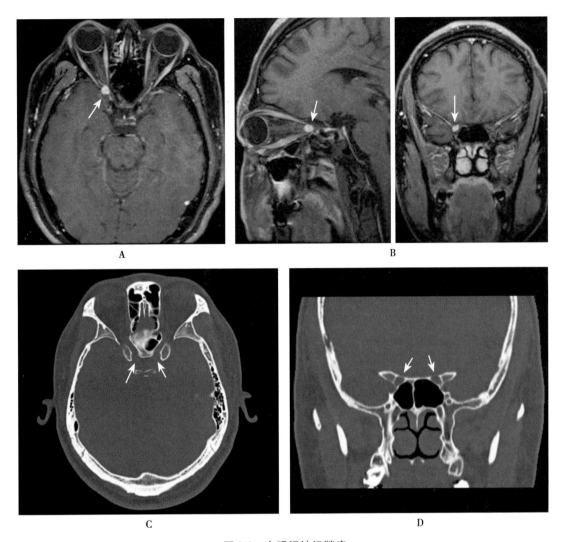

图 8-2 右眼视神经鞘瘤

男,32 岁。A、B. 眼眶 MRI:可见右侧眶尖占位病变,行"额颞硬膜外入路右侧眶尖部病变切除术",术后病理证实为"视神经鞘瘤";C. D、眼眶 HRCT 可见视神经管壁完整,前床突清晰,肿瘤未侵犯视神经管骨质

第二节 外伤性视神经病变

外伤性视神经病变(Traumatic optic neuropathy,TON)是外力对视神经的冲击性损伤,可发生于视神经任何部位,90% 发生在管内段视神经。根据作用类型,分为直接损伤与间接损伤,其中头部外力传导至视神经引起的间接性外伤性视神经病变(ITON)最常见。在闭合性颅脑损伤患者中,ITON 的发生率为 0.5% ~5.0%;在面中部骨折患者中 ITON 发生率为2.5%。致伤原因主要为交通事故,尤以摩托车和自行车事故为多,其次是高处坠下、暴力击伤等。临床特征——视力减退常与损伤同时发生,亦有延缓发生者,可至无光感。瞳孔直接

对光反射迟钝(或)消失,间接(对光反射)存在,RAPD(+)。眉外部眶部,即颞侧额区(包括前额部、眶上嵴颞骨区)外伤,常可提示视神经管损伤。PVEP多见P100潜伏期延长,波幅降低。视神经管HRCT检查可显示视神经管骨折,以内壁中段多见,可表现为视神经管壁骨质的不连续、粉碎,或骨片分离,而蝶窦积液,筛窦积液,视神经增粗、泪滴征等为视神经管骨质的间接征象。该病为眼科急诊,需多学科诊治,大剂量糖皮质激素、手术治疗均存在争议,EPO、左旋多巴等疗效尚不确切。

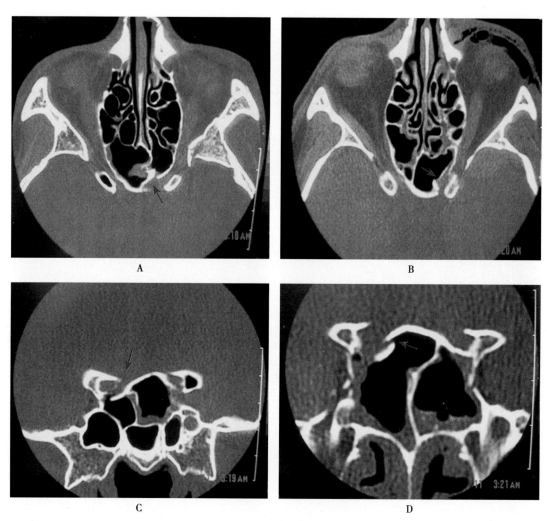

图8-3 视神经管内壁骨折HRCT
A、B. 横轴位;C、D. 冠状位。均可见骨皮质不连续、成角畸形(红箭)

第三节 前床突气化与外伤性视神经病变

前床突及周围区域位置深在,毗邻解剖结构复杂,周围有颈内动脉、视神经、动眼神经、滑车神经、眼神经、展神经、眼动脉等,这些结构位于约1cm³的区域。前床突与视神经管的关系:前床突是蝶骨小翼根部向后内侧的骨性隆起,分两脚连接于蝶骨体,上脚平,形成视神经管上壁,向内侧延续为蝶骨平台;下脚即视柱,为视神经管下壁,与蝶骨体相连。眶上裂与视神经管之间的骨性间隔为视柱,形成视神经管的外侧界,前床突借视柱与蝶骨体相连。前床突气腔形成的差异性在人群中很高,国外报道9.2%病人中前床突和视柱内可有气腔与蝶窦、筛窦相通。前床突等骨结构气化越好,在颅面外伤时越容易因其眶尖及视神经管骨折而出现严重的视力损伤。此外,视神经管突入后筛窦或蝶窦内,鼻内窥镜手术时易损伤视神经。

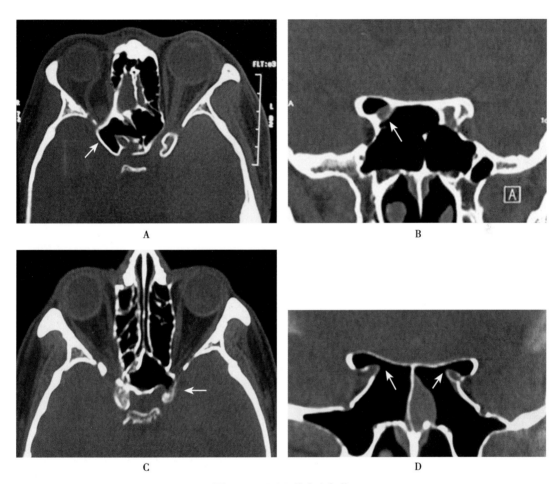

图 8-4　HRCT 前床突气化
A、B. 右侧前床突气化与蝶窦相通;C. 左侧前床突气化与蝶窦相通;D. 双侧前床突气化与蝶窦相通

第四节　隐匿性外伤性视神经病变

在视神经受到外伤后,部分患者当时检查症状不是很明显,视力仅轻度下降,而随着病程进展而表现出视力的明显下降。这一类患者容易漏诊,我们将其定义为隐匿性外伤性视神经病变。临床特征为:早期检查视力仅轻度改变、有眼前亮度及色觉异常、RAPD(+)、视觉诱发电位、视野、视觉对比敏感度有异常;超过1月后客观检查异常仍然存在,视力下降,视野缺损,RNFL 薄变。

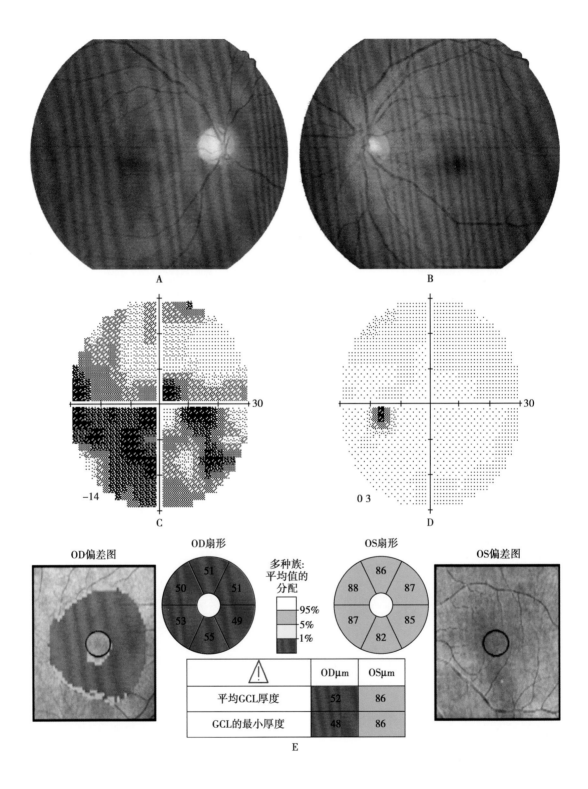

A

B

C

D

OD偏差图

OD扇形

多种族：
平均值的
分配

95%
5%
1%

OS扇形

OS偏差图

⚠	ODμm	OSμm
平均GCL厚度	52	86
GCL的最小厚度	48	86

E

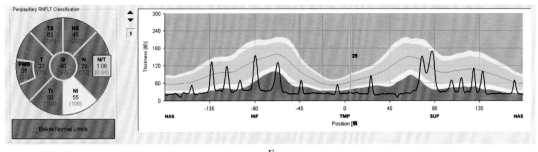

图 8-5　隐匿性外伤性视神经病变

37 岁,男性,右眼在射击训练时被枪托撞伤,受伤时视力下降不明显,6 个月后出现右眼视神经萎缩。5 年后眼科检查:Vod:0.5,Vos:1.2$^+$,右眼 RAPD(+)。P-VEP 右眼波峰时值延迟,波幅降低。A. 右眼视盘色白,C/D=0.3,视网膜 A/V 约 2/3,血管走行正常;B. 左眼未见异常;C. 右眼视野弥漫缺损;D. 左眼视野正常;E. 右眼黄斑 GCC 厚度下降;F. 盘周 RNFL 变薄

（王　伟）

参 考 文 献

1. Kumaran AM,Sundar G,Chye LT. Traumatic optic neuropathy:a review. Craniomaxillofac Trauma Reconstr, 2015,8(1):31-41.

2. Guy WM,Soparkar CN,Alford EL,et al. Traumatic optic neuropathy and second optic nerve injuries. JAMA Ophthalmol,2014,132(5):567-571.

3. Steinsapir KD,Goldberg RA. Traumatic optic neuropathy:an evolving understanding. Am J Ophthalmol,2011, 151(6):928-933.

4. Yu-Wai-Man P,Griffiths PG. Steroids for traumatic optic neuropathy. Cochrane Database Syst Rev 2013;6 (4):D6032.

5. Entezari M,Rajavi Z,Sedighi N,et al. High-dose intravenous methylprednisolone in recent traumatic optic neuropathy:a randomized double-masked placebo-controlled clinical trial. Graefes Arch Clin Exp Ophthalmol,2007, 245(9):1267-1271.

6. Chaon BC,Lee MS. Is there treatment for traumatic optic neuropathy? Curr Opin Ophthalmol,2015,26(6): 445-449.

7. Entezari M,Esmaeili M,Yaseri M. A pilot study of the effect of intravenous erythropoetin on improvement of visual function in patients with recent indirect traumatic optic neuropathy. Graefes Arch Clin Exp Ophthalmol, 2014,252(8):1309-1313.

8. Bodanapally UK,Kathirkamanathan S,Geraymovych E,et al. Diagnosis of traumatic optic neuropathy: application of diffusion tensor magnetic resonance imaging. J Neuroophthalmol 2013,33(2):128-133.

第 九 章 放射性视神经病变

　　放射性视神经病变(radiation optic neuropathy,RON)是由于头颈部肿瘤放射性治疗后引起的眼科并发症,以急性、不可逆性视力丧失为特征。视力损害可发生在放射治疗后 3 个月到 9 年不等,多数在 3 年内发生,高峰期在 1~1.5 年。在外放射治疗中,总放疗剂量 50Gy以下很少发生 RON,55Gy 以上是否发生则与分割剂量大小有关。Parsons 等报道外照射放疗后随访 15 年,总剂量≥59Gy,分割剂量<1.9Gy,11% 发生 RON;总剂量≥59Gy,分割剂量≥1.9Gy,47% 发生 RON。对于 Gamma 刀或 Cyber 刀,视神经放射剂量>8Gy 会显著增加RON 发生率,有研究认为 Gamma 刀视交叉区在安全剂量(次数,8~10 次;分次剂量 1Gy 左右,总剂量<10Gy)以下可以减少 RON 发生。此外,化疗、糖尿病、高龄、高血压动脉硬化、肢端肥大症等 RON 易感性增高。

　　临床特征——突发性、无痛性、进行性视力下降,数周~数月内对侧眼受累,可至光感或无光感。可出现各种类型视野缺损,44.1% 出现在放疗后 10~24 个月。眼底急性期眼底镜检查多为正常或者色调稍变淡,6~8 周视盘变苍白,合并放射性视网膜病变者可出现视盘水肿、视网膜渗出、无灌注区。FFA 可见视盘上及视网膜内毛细血管无灌注区;ICGA 可显示脉络膜毛细血管灌注不足。P-VEP:振幅降低、潜伏期延长,甚至呈熄灭型,视力丢失前即可表现出异常。在急性期以 DTPA 为增强剂行 MRI 检查,可见视神经视交叉 T1WI 增强。B 超可见球后视神经增大;CDFI 血流阻力升高,速度降低。

　　诊断要点——头颈部放射治疗史。具有视神经损伤的临床表现:不可逆的视神经或者视交叉功能损伤(无痛性急剧视力下降,视觉敏感度下降,视野缺失等)。眼底正常或水肿伴/不伴渗出、出血,FFA 可见缺血征象。眼电生理学异常。影像学检查及排除其他可能引起视力下降的疾病。

　　目前无确实有效的治疗方法:高压氧为首选治疗方案,最好在发病 72 小时内,1 周后效果不明显,视力下降越重、年龄越大,疗效越差。单纯全身糖皮质激素疗法已证实无效。抗VEGF 药物治疗效果尚不明确。

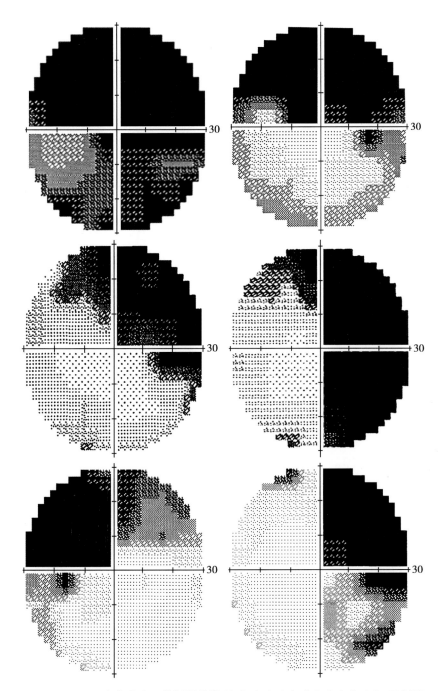

图 9-1　RON 可有多种病理性视野的类型,如中心暗点或者旁中心暗点,双侧颞侧偏盲,向心性视野缩小,对侧颞侧偏盲等,多为象限性或颞侧偏盲及中心暗点

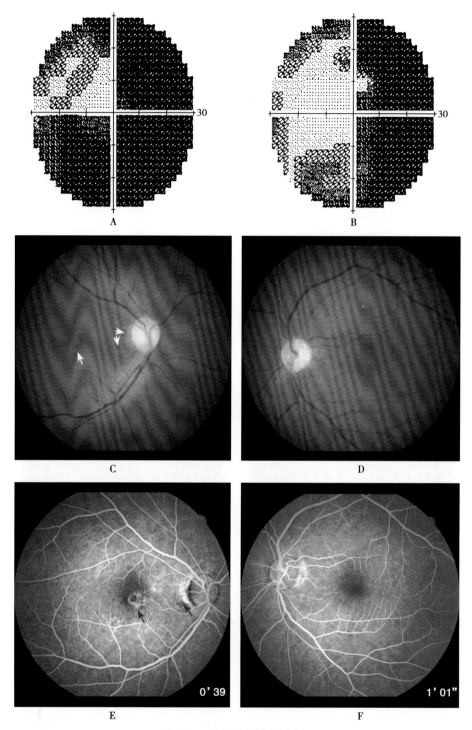

图 9-2　放射性视神经病变

53 岁,男,主诉"双眼逐渐视力下降 1 年,加重 2 月"。既往史:垂体瘤手术及放疗后;放疗剂量:
53Gy。查体:Vod:+0.75DS+0.50DC×135°→0.10,Vos:+0.75DS→0.2。A. 左眼视野仅颞上方部分残
留;B. 右眼视野颞侧缺损;C、D. 眼底彩照:双眼视神经萎缩,右眼视盘颞下缘见一小片棕红色病灶
周围绕有数个黄白点状病灶(箭头),黄斑区见一约 0.2PD 类圆形黄色病灶(C),左眼黄斑区未见明
显异常(D);E、F. FFA:双眼视盘旁见脉络膜萎缩透见荧光,右眼视盘旁见数个点状透见荧光,黄斑
区见 0.2PD 区斑点状透见荧光,双眼后极部见数处斑点状透见荧光

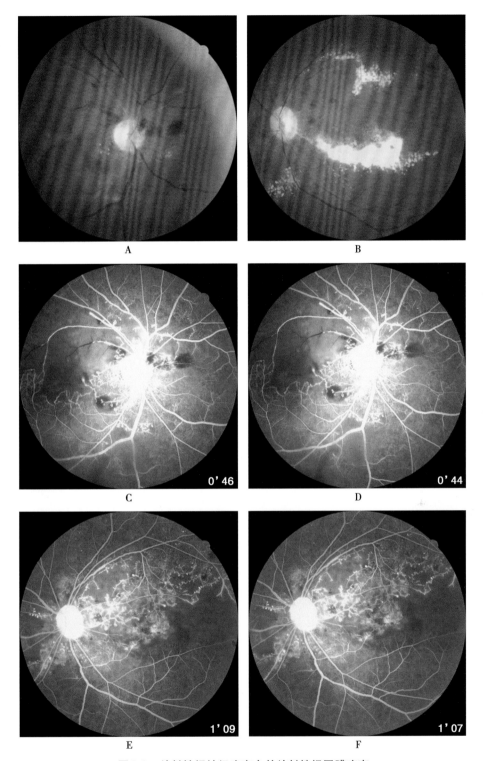

图 9-3　放射性视神经病变合并放射性视网膜病变

59 岁,男性,主诉"左眼视力下降 2 年,右眼视力下降 1 年",鼻咽癌放疗后。双眼矫正视力 0.06,
F-VEP 双眼 P2 振幅降低。右眼下象限视野缺失,左眼中心偏鼻侧管状视野。OCT:双眼黄斑水
肿。A、B. 双眼眼底视神经萎缩,伴有视网膜下渗出,视盘旁硬性渗出,棉絮状斑、视网膜出血;
C~F. FFA:双眼存在新生血管和无灌注区

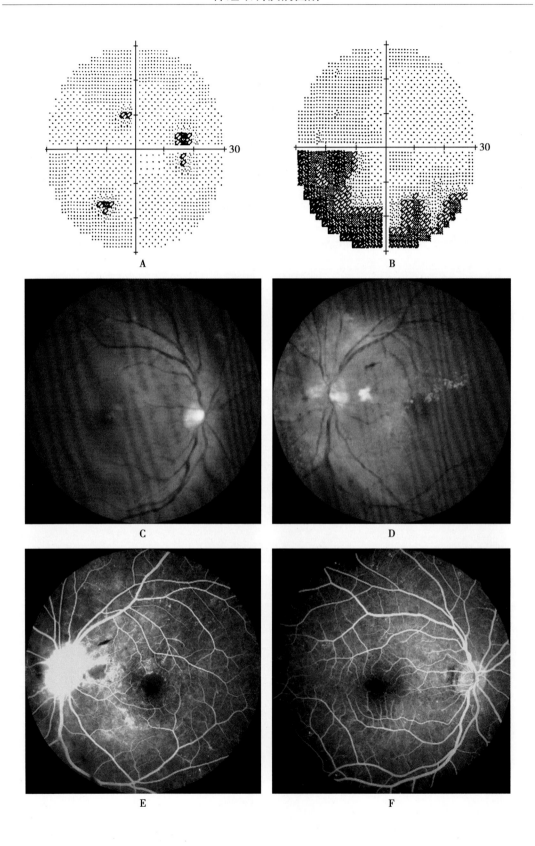

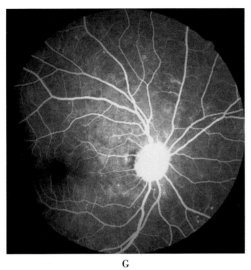 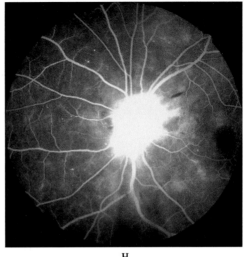

G   H

图9-4　放射性视神经病变合并放射性视网膜病变

19岁,男性,主诉"左眼视力下降50天"。既往史:鼻腔嗅神经母细胞瘤手术及放疗后;放疗剂量:双侧鼻部60Gy/30F,瘤床70Gy/35F。A. 右眼视野敏感度弥漫性降低;B. 左眼视野颞侧下方周边视野缺损;C. 右眼眼底彩照:视盘边界清,颞侧色略淡,C/D约0.3,视网膜血管走行正常,后极部视网膜多量点状灰白病灶,后极部黄斑区视网膜轻度隆起;D. 左眼眼底彩照:视盘色淡,边界不清,表面见新生血管,周围少量线状出血,多处棉绒斑,鼻侧大量黄色渗出,视网膜动脉细、静脉扩张,黄斑区色素紊乱,水肿,多量斑点状硬性渗出,血管弓末梢多处灰白斑点状病灶;E. 左眼FFA:早期视盘新生血管荧光渗漏呈强荧光,动静脉充盈时间可,后极部网膜见大量微血管瘤点状强荧光,毛细血管荧光渗漏,无灌注区,中周部网膜毛细血管荧光渗漏;F. 右眼FFA:视盘呈强荧光,后极部见多量微血管瘤点状强荧光;G、H. 双眼晚期后极部呈弥漫淡强荧光

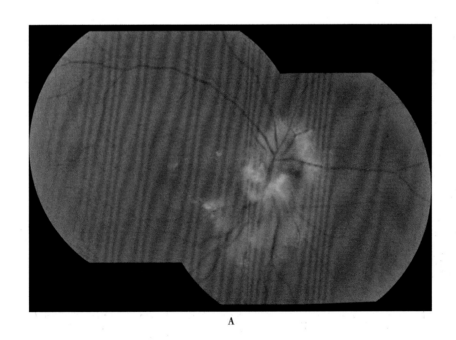

A

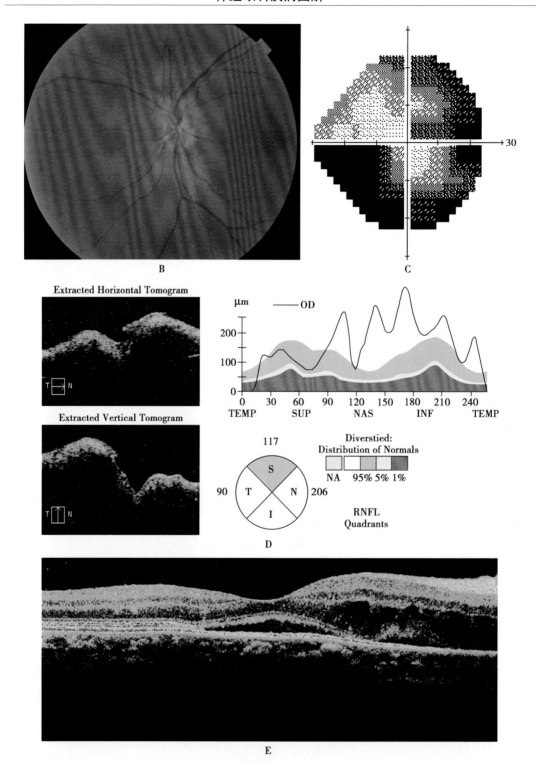

图 9-5　放射性视神经视网膜病变

女性,肺癌脑转移,头部放疗后 3 个月出现视力下降。最佳矫正视力,右眼 0.12,左眼 0.12。A. 右眼眼底:视盘水肿、盘周出血;B. 左眼眼底:视盘未见异常;C. 右眼管状视野,残余视岛;D. 右眼视网膜除上方外,其余象限 RNFL 增厚;E. 右眼黄斑区鼻侧神经上皮层水肿并可见散在高反射点,神经上皮层于中心凹处局部浅脱离(脱离高度约为 95um)

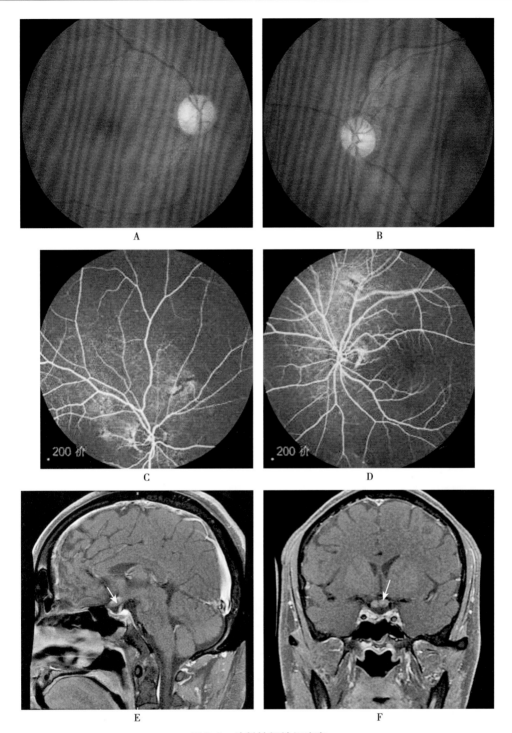

图 9-6　放射性视神经病变

54 岁,男性,"双眼视力突然下降 2 周",1 周内双眼视力降至无光感。8 月前因垂体瘤行 γ 刀放射治疗,共 8 次(累积放射剂量 40Gy)。A、B. 双眼眼底:盘沿变淡,视网膜动脉变细,静脉扩张;C、D. FFA:动脉充盈延迟、无灌注区;E、F. MRI:视交叉处强化,左侧较为明显

(王　伟)

参 考 文 献

1. Indaram M,Ali F S,Levin M H. In search of a treatment for radiation-induced optic neuropathy. Curr Treat Options Neurol,2015,17(1):325.

2. Zhao Z,Lan Y,Bai S,et al. Late-onset radiation-induced optic neuropathy after radiotherapy for nasopharyngeal carcinoma. J ClinNeurosci,2013,20(5):702-706.

3. Leavitt J A,Stafford S L,Link M J,et al. Long-term evaluation of radiation-induced optic neuropathy after single-fraction stereotactic radiosurgery. Int J RadiatOncolBiol Phys,2013,87(3):524-527.

4. Lee M S,Borruat F X. Should patients with radiation-induced optic neuropathy receive any treatment? J Neuroophthalmol,2011,31(1):83-88.

5. Demizu Y,Murakami M,Miyawaki D,et al. Analysis of Vision loss caused by radiation-induced optic neuropathy after particle therapy for head-and-neck and skull-base tumors adjacent to optic nerves. Int J RadiatOncolBiol Phys,2009,75(5):1487-1492.

6. Parsons J T,Bova F J,Fitzgerald C R,et al. Radiation optic neuropathy after megavoltage external-beam irradiation:analysis of time-dose factors. Int J RadiatOncolBiol Phys,1994,30(4):755-763.

7. Bhandare N,Monroe A T,Morris C G,et al. Does altered fractionation influence the risk of radiation-induced optic neuropathy? Int J RadiatOncolBiol Phys,2005,62(4):1070-1077.

8. Parsons J T,Bova F J,Fitzgerald C R,et al. Radiation optic neuropathy after megavoltage external-beam irradiation:analysis of time-dose factors. Int J RadiatOncolBiol Phys,1994,30(4):755-763.

第十章 中毒与营养不良性视神经病变

对于诊断中毒和营养不良性视神经病变一定要谨慎。临床上误诊和漏诊是屡见不鲜的。常见于长期口服乙胺丁醇、胺碘酮，误摄入甲醇，或长期抽烟、缺乏维生素等。视力下降为无痛性，甲醇中毒导致的视力下降可以很严重，其他因素一般不会低于0.1。色觉异常可以是最早的症状。眼底视盘检查早期可以正常或充血、肿胀，晚期可见乳斑束受累的视神经萎缩。典型的视野表现是中心或旁中心暗点。针对病因，及时停用中毒药物或补充所缺乏的营养，预后尚可。

第一节　乙胺丁醇中毒性视神经病变

乙胺丁醇是一种抗结核药物，对视神经的毒性与服用剂量有关，当每天剂量大于25mg/kg时，容易出现视神经病变。多在服药大于2个月后出现症状（平均7个月）。症状出现越早停药越早总剂量即越少视神经损害愈轻恢复程度和速度越好。多数患者视神经损害在停药后可以逆转或回复。

大约70%的乙胺丁醇通过肾脏代谢，肾结核的患者更容易患病。对于肾功能不全的患者血药浓度将提高导致该病的风险。因而对合并肾脏疾病的患者，乙胺丁醇的使用应密切监测血药浓度。另外，老年、长期吸烟、糖尿病、肾功能不全等患者合并视功能损害的发生率明显高于其他患者。

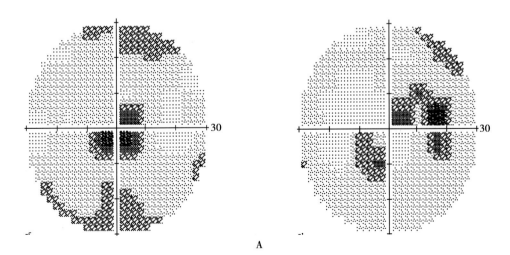

A

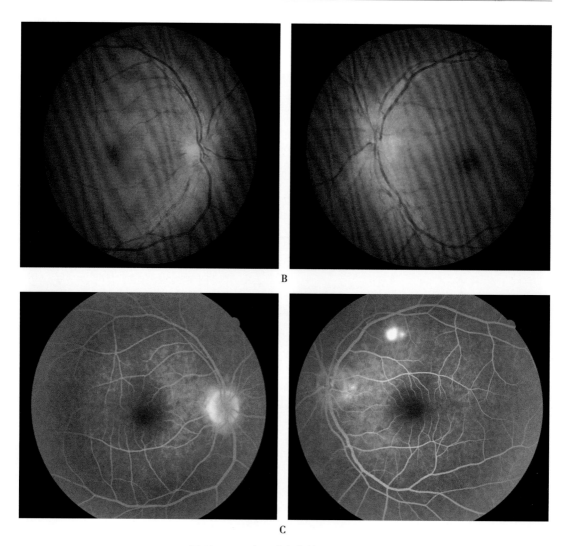

B

C

图 10-1　乙胺丁醇中毒性视神经病变

患者男性,43 岁,入院时双眼视力下降 1.5 个月,当地诊断视神经炎给予激素治疗,无好转。有肾结核病史 1 年,以往有左肾切除手术史,口服乙胺丁醇 0.75g/日 12 个月。入院时视力右眼 0.15,左眼 0.1,红绿色觉异常,瞳孔光反射尚可。A. 入院后检查视野,提示双眼中心暗点;B. 眼底照相可见虽然病程 1.5 个月,视盘颜色未见变淡;C. 荧光血管造影未见视神经明显异常(左眼上方渗漏点与发病无关);视觉电生理提示双眼振幅低。诊断为双眼乙胺丁醇中毒性视神经病变,给予停用乙胺丁醇。2 个月后随访右眼 0.4,左眼 0.2

第二节　甲醇中毒性视神经病变

甲醇中毒往往伴发全身症状,患者会有恶心、呕吐,以及出现呼吸困难、头疼等。急性期视盘充血、边界模糊,周围的视网膜会出现水肿。视力下降可以很严重。其诊断可以通过测定血清中甲醇浓度超过 20mg/ml 来确定。慢性甲醇中毒在眼部常表现为球后的视神经病变,视力逐渐减退和视野出现中心暗点。眼底多正常,部分病例可有视盘、视网膜充血水肿,随后发生视盘苍白萎缩。

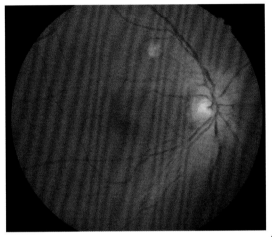
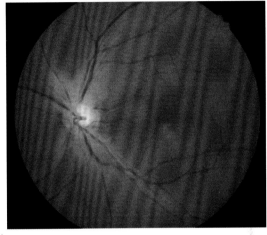

A

RNFL 和 ONH OU 分析：Optic Disc Cube 200x200

OD ● | ● OS

RNFL 厚度图

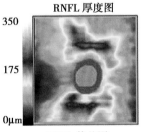

⚠	OD	OS
RNFL平均厚度	148μm	144μm
RNFL对称	91%	
盘沿面积	1.39mm²	1.27mm²
视盘面积	2.67mm²	2.53mm²
平均杯盘比	0.69	0.71
垂直杯盘比	0.62	0.66
杯容积	0.577mm³	0.784mm³

RNFL 厚度图

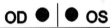

神经视网膜边缘厚度

RNFL 偏差图

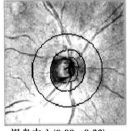

视盘中心(0.09,−0.33)mm

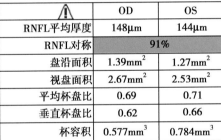
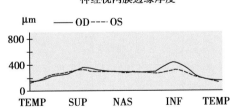

RNFL 偏差图

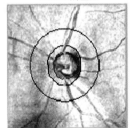

视盘中心(−0.15,0.12)mm

165

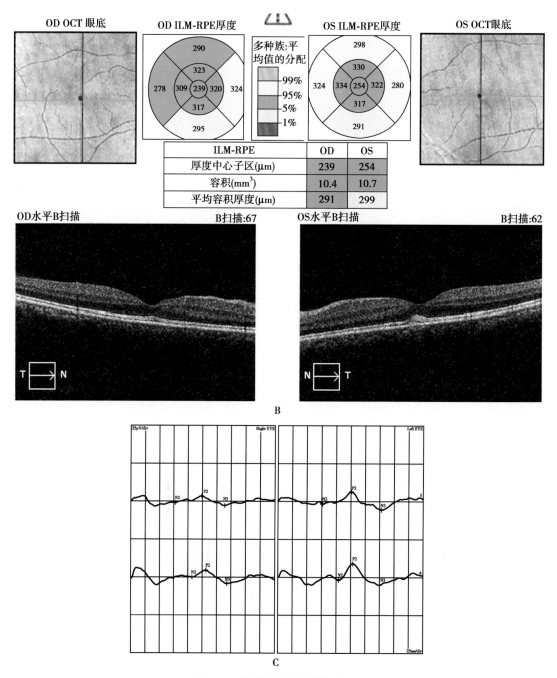

图 10-2　甲醇中毒性视神经病变

56 岁,男性,因双眼突然视力下降 5 天入院,伴色觉异常。发病前连续三天饮用他人赠送的东北小烧每日半斤。入院查双眼视力光感,双眼 PD 大约 4.0mm,对光反射迟钝。A. 眼底:双眼视盘边界欠清,视盘周围视网膜水肿苍白,视网膜 A/V 约 2/3,血管走行正常;B. OCT 检查提示视盘周围视网膜神经纤维层厚度增加,黄斑区视网膜厚度正常;C. 视觉电生理检查只能检查闪光 VEP,提示双眼 P2 波幅下降、潜伏期延长。送检血液中甲醇浓度 0.8ug/ml,送检"酒"中检测到水、甲醇、乙醇,含量之比约为 40∶20∶40

（邱怀雨）

参 考 文 献

1. 刘子豪,李红阳,姜兆财等.乙胺丁醇视神经病变临床特征分析.眼科,2014,23(1):43-46.

2. Mrcophth MPM,Franzco DS,Franzco SB,et al. Drug-induced Optic Neuropathy—TB or Not TB. Surv Ophthalmol,2010,55(4):378-385

3. 张蕊石,王争华,白海青.甲醇中毒对视网膜损害的研究进展.眼科新进展,2005,25(1):86-88.

第十一章

视乳头水肿

第一节 概 述

在临床工作中,视乳头水肿(papilledema)和视盘水肿(swollen optic disc, optic disc edema)经常被混为一谈。但是,严格地讲,视乳头水肿和视盘水肿的定义是不同的。视盘水肿泛指各种局部或全身性疾病引起的视盘充血、水肿和隆起等改变,致病原因包括炎症、缺血、压迫和浸润等。视乳头水肿在临床上具有特定含义,仅仅是指由于颅内压增高而引起的视盘水肿。颅内压增高的病因包括:①颅内占位性病变,包括原发性和转移性的;②颅内静脉窦血栓形成;③特发性颅内压增高;④颅脑外伤;⑤脑脊液分泌过多,吸收或引流障碍等。

急性颅内压增高患者可以出现剧烈头痛、恶心、喷射状呕吐和昏迷等症状,眼底检查发现视乳头水肿即可确诊。但是,慢性颅内压增高患者往往不出现明显的全身症状,视乳头水肿可能是其唯一临床表现。视乳头水肿患者早期视力正常,但可以出现一过性视物模糊,后者多发生于体位改变时。因此,一过性视物模糊有可能是视乳头水肿患者病变早期的唯一症状。视乳头水肿患者早期视野检查仅表现为生理盲点扩大,晚期会引起视野向心性缩小,最终导致视力丧失。

视乳头水肿的眼底表现一般分为四期:

(1)早期:视盘充血、水肿、边界模糊、视网膜中央静脉自发性波动消失。自发性静脉波动消失是视乳头水肿的重要早期体征。若自发性静脉波动存在,则可以排除视乳头水肿。但应注意约有20%正常人不会出现自发性静脉波动。在视乳头水肿早期,视盘水肿往往较轻,但随着病变时间延长,视盘水肿程度逐渐加重。接近完成期时,部分区域水肿的视盘边缘可以遮盖视网膜血管而使后者显示不清。

(2)急性期(又称为完成期):视盘明显水肿、扩大,高度隆起,视杯消失,视盘表面和边缘处视网膜血管被遮盖而显示不清。视盘表面和盘周可以出现小片状或放射状出血、棉絮斑和硬性渗出。视盘周围出现环形视网膜皱褶(Paton线)或放射状脉络膜皱褶,视网膜静脉迂曲、扩张。视盘颞侧可以出现尖端指向黄斑中心的扇形星芒状硬性渗出。部分视乳头水肿严重的患者可以出现蛇发样迂曲扩张的视盘表面毛细血管和微动脉瘤形成。

(3)慢性期:若视乳头水肿持续存在,视盘出血和渗出会缓慢消退,视盘水肿和隆起度逐渐减轻,并逐渐恢复圆形外观,视杯消失。视盘充血逐渐变为灰白色,在视盘水肿消退过程中,位于其表面的渗出会更为明显。

(4)萎缩期:视盘水肿消失,出现继发性视神经萎缩。视盘周围视网膜血管出现白鞘,盘周胶质增生而出现分水岭样改变。

视乳头水肿绝大多数表现为双眼对称发病,偶尔可见双眼病变不对称,甚至仅为单眼发病者。视乳头水肿的形成,除了颅内压增高外,还需要有足够多的视神经纤维存活。如果没有足够多的视神经纤维存活,视乳头水肿就不会发生。如果有足够多的视神经纤维存活,即使视乳头已经苍白,也可以发生视乳头水肿。

临床上诊断视乳头水肿时,应注意与视盘炎、前部缺血性视神经病变、视盘血管炎Ⅰ型和假性视盘水肿相鉴别。

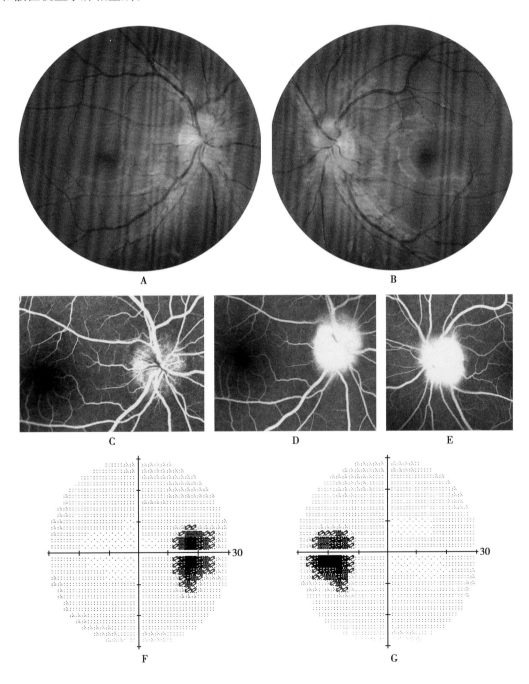

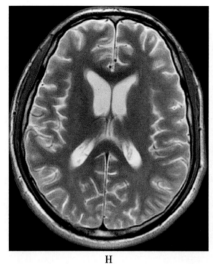
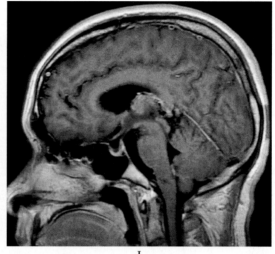

H   I

图 11-1 视乳头水肿早期

梗阻性脑积水,颅内高压。患者男性,30 岁,双眼反复一过性黑矇伴头痛、眼痛 2 个月。一过性黑矇发生于起床或下蹲后站立等体位改变时,偶有一过性视物重影。双眼视力 1.0。A、B. 双眼视盘充血、轻度水肿、边界模糊,左眼视盘下缘处视网膜血管走行稍显模糊;C ~ E. FFA 示造影早期视盘毛细血管弥漫性扩张并渗漏荧光素,晚期视盘呈强荧光;F、G. 视野检查示双眼生理盲点扩大;H、I. 颅脑 MRI 检查示空蝶鞍、双侧脑室和第三脑室轻度扩大,第四脑室正常,考虑中脑导水管欠通畅。颅脑 MRV 检查正常。腰椎穿刺示脑脊液压力 390mm H$_2$O,脑脊液常规、生化和微生物涂片染色检查均正常

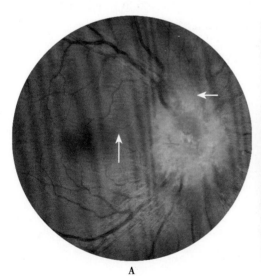

A

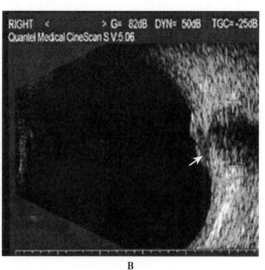

B

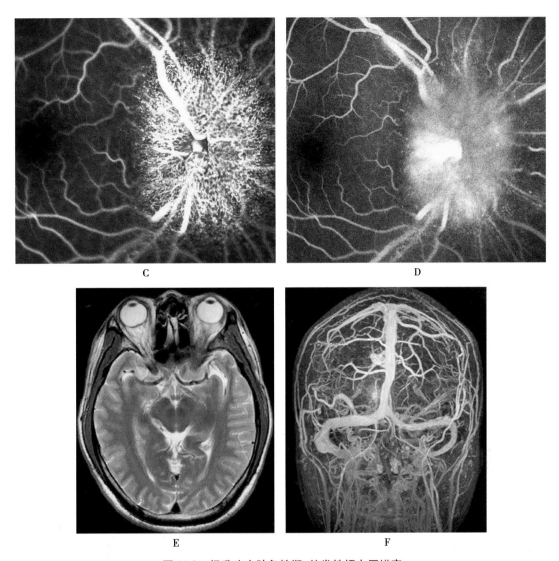

C

D

E

F

图 11-2　视乳头水肿急性期,特发性颅内压增高

患者男性,36 岁,右眼反复一过性视物不清 1 个月。双眼视力 1.0。A. 右眼眼底:视盘充血,明显水肿、扩大和隆起,边界模糊,视盘表面和盘周部分视网膜血管被遮盖。视盘鼻侧可见环形的视网膜皱褶(Paton 线,短箭),视盘颞侧可见放射状脉络膜皱褶(长箭);B. B 超显示双眼视乳头明显隆起,未见埋藏性玻璃疣(短箭);C、D. FFA 示造影早期视盘毛细血管弥漫性扭曲、扩张成蛇发样改变,并明显渗漏荧光素,晚期视盘呈强荧光;E、F. 颅脑 MRI 和 MRV 检查正常。腰椎穿刺示脑脊液压力 450mm H_2O,脑脊液检查正常

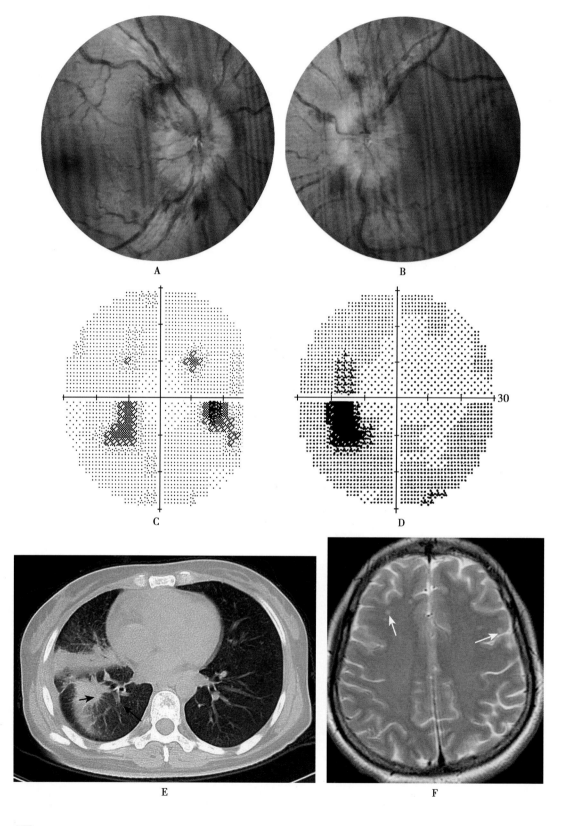

A

B

C

D

30

E

F

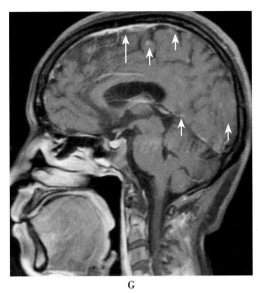

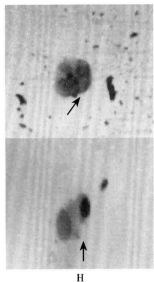

图 11-3 视盘水肿急性期,肺癌颅内广泛转移

患者女性,40 岁,双眼视物模糊,伴头痛、恶心和呕吐 2 个月。患者偶有一过性视物重影和耳鸣等不适。8 个月前诊为肺腺癌伴全身多处转移,随后接受顺铂等药物化疗。双眼视力 1.0,瞳孔直、间接光反射正常。A、B. 双眼视盘充血、水肿,中等程度隆起、边缘模糊,视网膜静脉迂曲、扩张,盘周见放射样小片状出血,右眼视盘鼻侧小片状网膜下出血,颞侧见同心圆样视网膜皱褶;C、D. 视野检查显示双眼生理盲点扩大,右眼相对性旁中心暗点;E. 胸部 CT 示右肺下叶可见不规则片状高密度影(短黑箭),可明显强化,周围可见毛刺样病变(长黑箭),气管前、腔静脉后可见直径 1cm 淋巴结影;F. 颅脑 MRI T2WI 示双侧额叶、顶叶皮层下白质内多灶性斑点状高信号(短箭);G. 增强扫描后双侧额叶、顶叶、颞叶软脑膜多处点状、细条状强化(长箭),脑实质内大量斑点状强化灶(短箭);肿瘤标记物检测示 CEA 736.80μg/L↑,副肿瘤综合征相关抗体均为阴性;H. 腰椎穿刺示脑脊液压力>300mm H_2O,脑脊液细胞学检查在多个视野下发现腺癌细胞(黑箭)

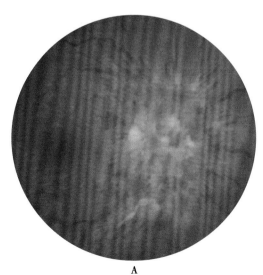

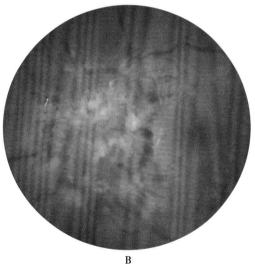

A   B

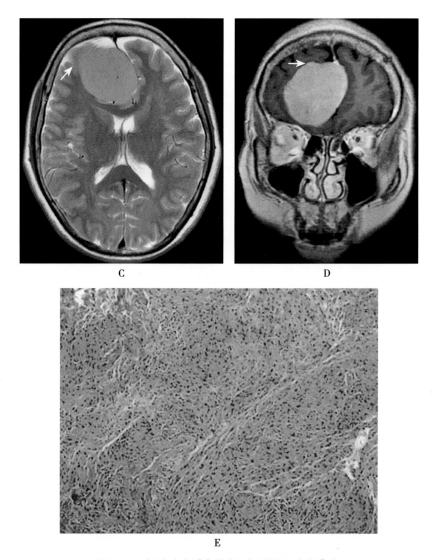

C   D

E

图 11-4　视乳头水肿急性期,右侧额顶叶脑膜瘤

患者女性,36 岁,双眼视物模糊半年。患者妊娠 4 个月。视力:右眼 0.8,左眼 0.6；
A、B. 双眼视盘明显隆起和扩大,边界模糊,视盘表面和盘周见大量放射状出血和棉絮
斑,左眼视盘颞侧可见少量硬性渗出。水肿的视盘遮盖了视盘表面和盘周全部视网膜
血管；视野检查示双眼生理盲点扩大；C. 颅脑 MRI 显示左侧顶叶巨大实性肿物,周围
组织受压水肿(短箭)；D. 增强后肿物均匀强化(短箭)；E. 患者半年后手术治疗,术
后病理检查示脑膜瘤

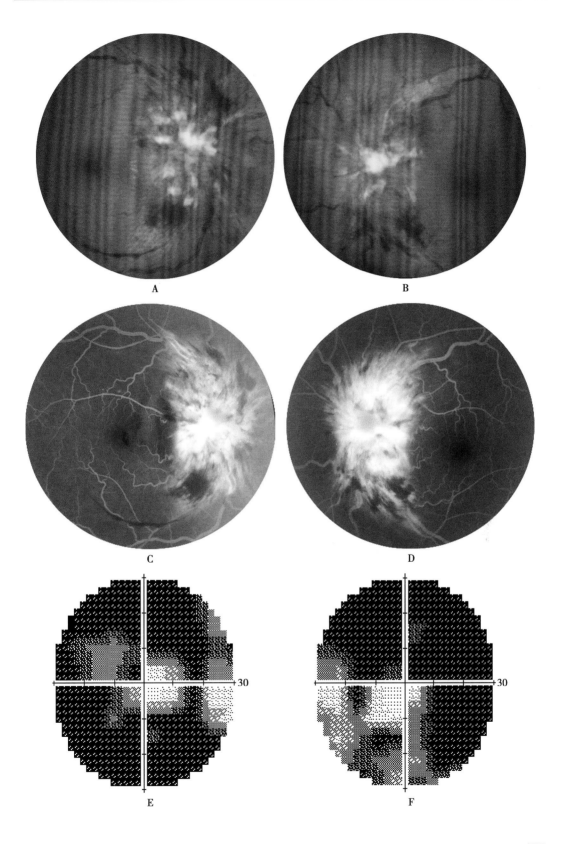

A

B

C

D

E

F

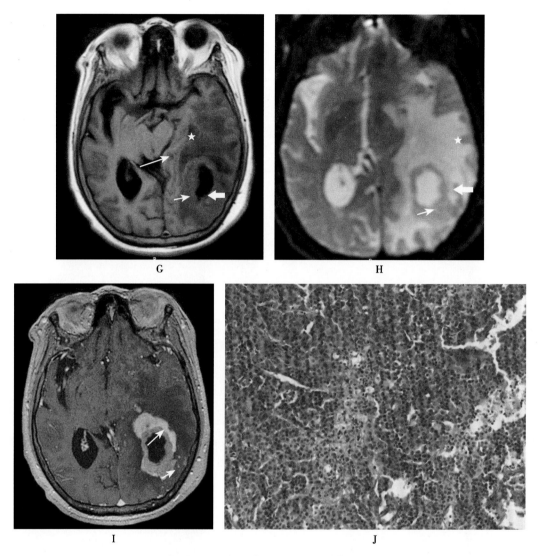

图 11-5　视盘水肿慢性期,左枕叶转移癌

患者女性,57 岁,双眼视力下降 3 个月,并伴有反复一过性黑矇、耳鸣和头痛,偶有视物重影现象。有糖尿病史 20 年,乳腺癌术后 10 年。视力:右眼 0.12,左眼 0.15。双眼瞳孔对光反射迟钝,RAPD 阴性;晶体核性浑浊。A、B. 双眼视盘充血、水肿,明显隆起、扩大,视盘表面和盘周见小片状出血和大量棉絮斑,视网膜静脉迂曲、扩张,右眼视盘颞侧见少量硬性渗出;双眼外转轻度受限;C、D. FFA 示造影早期双眼视盘表面毛细血管显著并渗漏荧光素,晚期视盘呈强荧光伴静脉管壁着染;G、H. 视野检查示双眼视野向心性缩小,呈管状视野。颅脑 MRI 示左侧枕叶见椭圆形稍长 T1、稍长 T2 信号(短箭),中心呈长 T1、长 T2 信号(箭头),周围见大片状水肿(白星),病灶邻近脑实质及侧脑室受压移位明显(长箭);I. MRI 增强扫描显示肿块实性部分强化(短箭),其中前外侧部明显强化(长箭),中央低信号区未见强化;J. 患者 2 周后行左枕叶肿瘤切除术,病理检查示恶性肿瘤,符合转移癌,考虑为乳腺癌转移

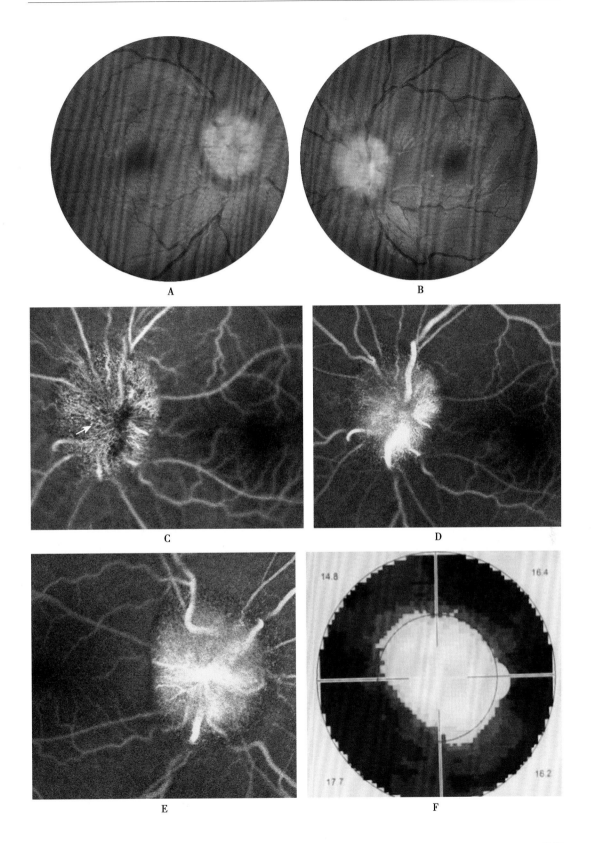

A

B

C

D

E

F

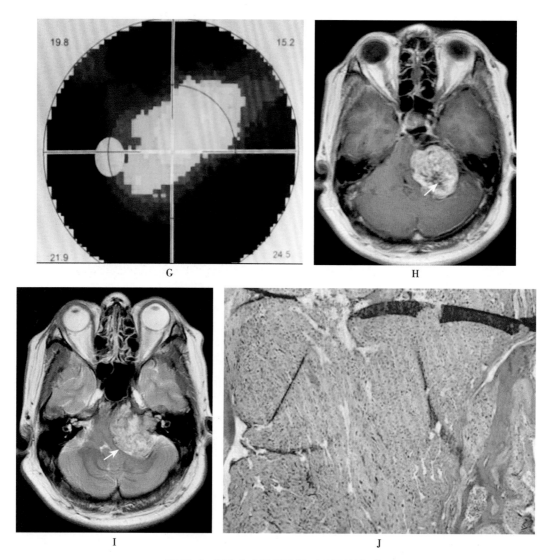

图 11-6　视乳头水肿慢性期,左侧听神经瘤

患者男性,33 岁,双眼反复一过性黑矇 1 年。双眼视力 1.0。A、B. 视盘呈灰白色,明显水肿和隆起,轻度扩大,边界模糊,水肿的视盘遮盖了部分视网膜血管;C. FFA 示造影早期双眼视盘毛细血管显著迂曲、扩张,伴微动脉瘤形成(短箭);D、E. 明显渗漏荧光素,晚期视盘呈弥漫性强荧光;F、G. 视野检查示双眼视野向心性缩小;H、I. 颅脑 MRI 增强检查示左侧小脑脑桥角部位实性占位,呈不均匀强化(短箭);J. 转至神经外科行手术治疗,术后病理检查显示为听神经瘤

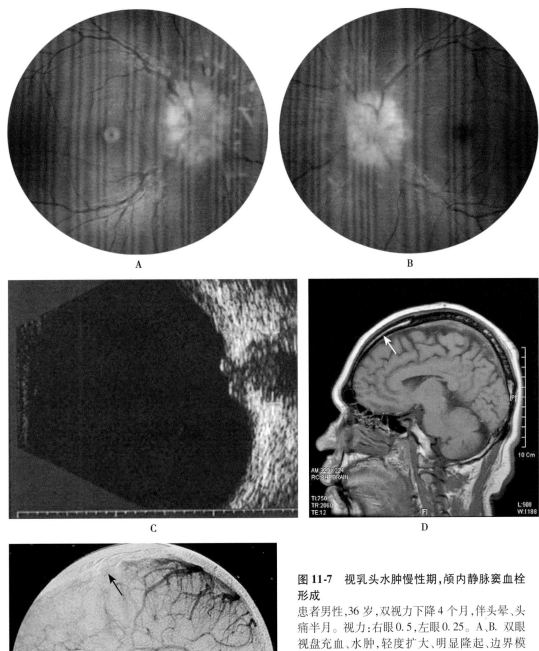

图 11-7 视乳头水肿慢性期,颅内静脉窦血栓形成

患者男性,36 岁,双视力下降 4 个月,伴头晕、头痛半月。视力:右眼 0.5,左眼 0.25。A、B. 双眼视盘充血、水肿,轻度扩大、明显隆起、边界模糊。右眼视网膜静脉轻度迂曲、扩张;腰椎穿刺示颅内压>300mm H$_2$O;C. B 超检查显示视盘隆起,未见高反射团块,可以排除埋藏性玻璃疣;视野检查示双眼视野向心性缩小;D. 头颅 MRI T1WI 示上矢状窦前段内细条状高信号,上矢状窦流空效应消失(白箭);E. DSA 示颈内动脉造影静脉期上矢状窦前段未显像(黑箭)

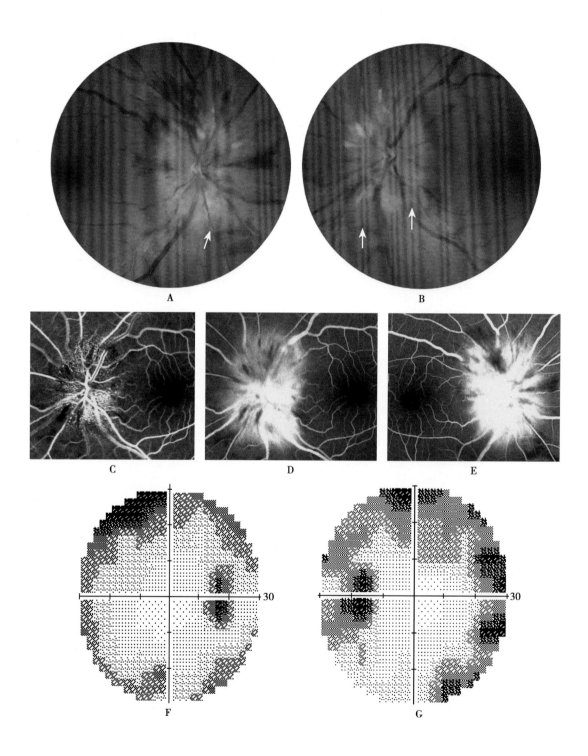

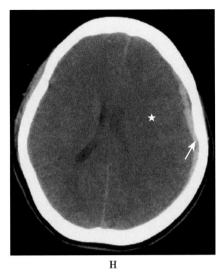

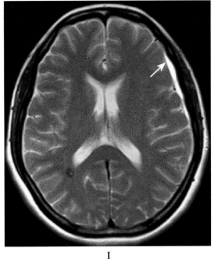

H   I

图 11-8　视盘水肿慢性期,颅脑外伤

患者女性,52 岁,头部摔伤后双眼视物模糊 2 个月。摔伤后曾短暂昏迷,神经内科诊为颅内出血、颅内高压,予药物治疗。双眼视力 1.0,瞳孔直、间接光反射正常。A、B. 双眼视盘水肿、轻度隆起、边界模糊,盘周见放射样小片状出血和棉絮斑,以及小片状网膜下出血(短箭);C ~ E. FFA 示造影早期双眼视盘毛细血管弥漫性扩张、扭曲、伴微动脉瘤形成,并明显渗漏荧光素,晚期视盘呈弥漫性强荧光,视盘表面出血和盘周网膜下出血呈持续性荧光遮蔽;F、G. 视野检查:双眼生理盲点扩大,视野向心性收缩,左眼更为明显;H. 伤后即刻颅脑 CT 示左侧硬脑膜下条片状高密度影(短箭),左侧脑组织轻度水肿,并稍向右侧移位(白星);I. 本次就诊时颅脑 MRI T2WI 示左侧硬脑膜下细条状高信号(短箭),脑组织无明显异常

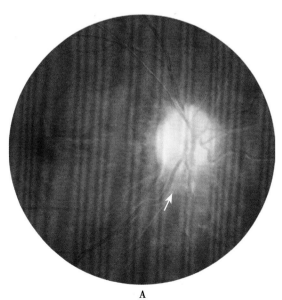

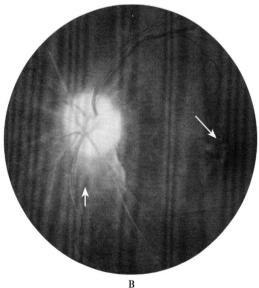

A   B

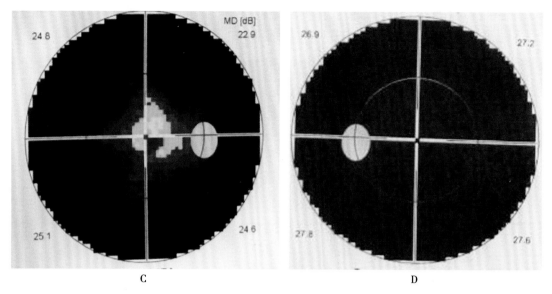

C   D

图 11-9　视盘水肿萎缩期,脑膜瘤术后

图 13-03 患者脑膜瘤术后 1 年复诊,自诉双眼仍视物模糊。视力:右眼 0.5,左眼 0.1,双眼瞳孔对光反射迟钝,左眼 RAPD。A、B. 双眼视盘苍白,无隆起,边界模糊,盘周视网膜血管白鞘形成,视盘周围网膜可见出现分水岭样改变(短箭),双眼黄斑色素紊乱,左眼更为明显(长箭,B);C、D. 视野检查显示右眼管状视野,左眼弥漫性视野缺损

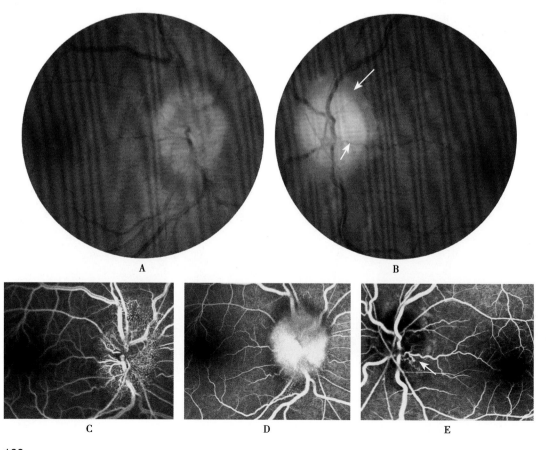

A   B

C   D   E

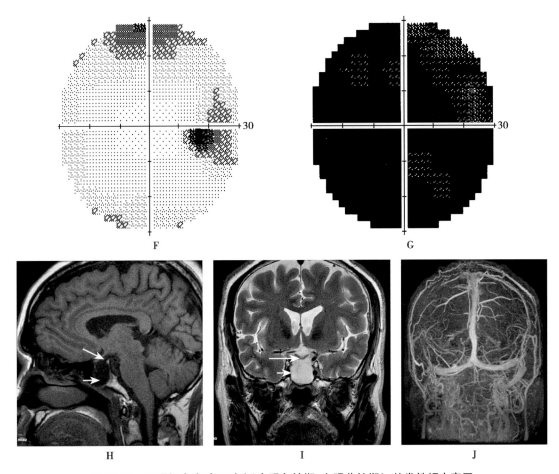

图 11-10　双眼视盘水肿不对称(右眼急性期,左眼萎缩期),特发性颅内高压

患者男性,53 岁,左眼视物模糊伴头痛 4 个月,右眼反复一过性黑矇 2 个月。右眼一过性黑矇多发生于起床等体位改变时,每日可发生 20 余次,每次持续约 20 秒,均自行缓解。视力:右眼 1.0,左眼指数/20cm;左眼 RAPD。A. 右眼视盘充血、水肿、中等隆起,边界模糊;B. 左眼视盘苍白,近颞下缘处可见视神经睫状静脉(短箭),视盘边界模糊,盘周可见分水岭样改变(长箭),双眼视网膜血管迂曲、扩张;C、D. FFA 示造影早期右眼视盘表面毛细血管显著迂曲、扩张,伴微动脉瘤形成,并明显渗漏荧光素,晚期视盘呈弥漫性强荧光;E. 左眼视盘呈持续性弱荧光,视神经睫状静脉穿入视盘部位清晰可见(短箭);F、G. 视野检查示右眼生理盲点扩大,左眼弥漫性视野缺损;H、I. 颅脑 MRI(H:T1WI,I:T2WI)示空蝶鞍(短箭),视交叉未受累及(长箭);J. 颅脑 MRV 检查正常;腰椎穿刺示脑脊液压力 450mm H_2O,脑脊液检查正常

第二节　视盘血管炎

视盘血管炎是发生于视盘内血管组织的炎症性病变,多见于年轻患者。根据其临床表现可以分为两型:Ⅰ型,又称为视盘水肿型,是由于视盘筛板前区内的睫状动脉炎症所引起,对糖皮质激素治疗敏感。Ⅱ型,又称为视网膜中央静脉阻塞型,是由于视盘表面毛细血管和筛板后区的视网膜中央静脉血栓阻塞性炎症所引起。Ⅱ型视盘血管炎通常是一种良性病变,由于病人没有动脉硬化等全身疾病史,易形成良好的侧支循环,而且多数患者对激素治疗敏感,预后一般良好。但是,也有少数患者对激素治疗敏感性较差,有可能进展为缺血性

视网膜中央静脉阻塞合并黄斑囊样水肿,甚至继发新生血管性青光眼等严重并发症。

视盘血管炎患者的视力通常正常或仅轻度下降,病变累及黄斑后可导致视力明显下降。视盘血管炎的视野损害通常表现为生理盲点扩大,或与生理盲点相连的相对性暗点。视盘血管炎一般不会引起瞳孔光反射异常。

视盘血管炎 I 型的眼底表现为:视盘明显水肿、充血、隆起,边界模糊,可伴有视网膜静脉迂曲和扩张,视盘周围和后极部视网膜可有少量出血。视盘血管炎 I 型的眼底表现与视盘炎、前部缺血性视神经病变、视盘水肿和假性视盘水肿非常相似,应注意鉴别。

视盘血管炎 II 型的眼底表现为:视盘轻度充血、水肿,视网膜静脉明显迂曲和扩张,视盘和视网膜血管周围伴有不同程度的放射状出血。病变累及黄斑时,可引起黄斑出血和水肿,并导致视力明显下降。视盘血管炎 II 型的眼底表现与静脉淤滞性视网膜中央静脉阻塞非常相似,而且少数患者易于发展为缺血性视网膜中央静脉阻塞。

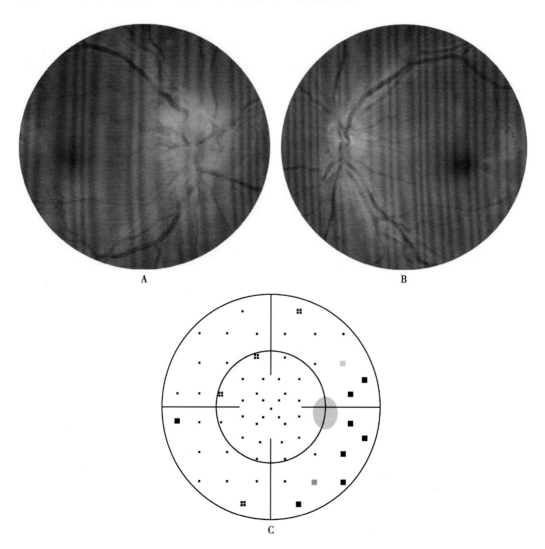

A   B

C

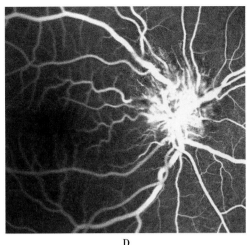
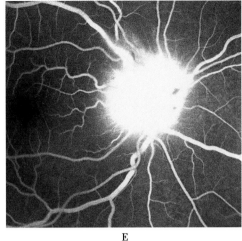

D　　　　　　　　　　　　　E

图 11-11　视盘血管炎 I 型

患者,男性,26 岁,右眼视物模糊 3 天。视力:双眼 1.0,双眼瞳孔光反射正常。A. 右眼眼底视盘显著充血、水肿,边界模糊,视网膜静脉轻度扩张、迂曲,黄斑未受累及;B. 左眼底正常;C. 视野检查示与生理盲点相连的弧形暗点;D、E. FFA 检查:右眼在造影早期表现为视盘表面毛细血管扩张、渗漏荧光素,晚期视盘呈弥漫性强荧光。患者经糖皮质激素治疗 2 周后,右眼视盘充血水肿明显消退,视网膜静脉迂曲、扩张消失,视野检查表现为生理盲点扩大

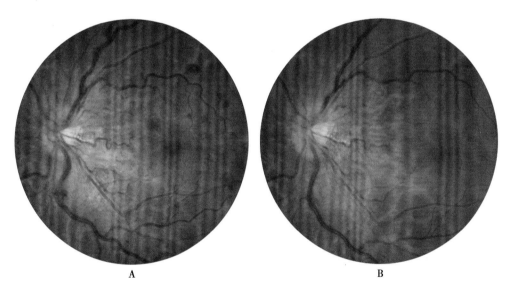

A　　　　　　　　　　　　　B

图 11-12　视盘血管炎 I 型

患者,女性,24 岁,左眼视物模糊 1 周。视力:左眼 0.8,瞳孔光反射正常。A. 治疗前眼底:左眼视盘充血,视网膜静脉明显迂曲、扩张,后极部斑片状浅层视网膜出血,黄斑未受累及;B. 糖皮质激素治疗 2 周后,左眼视力 1.0,左眼视网膜静脉迂曲、扩张显著减轻,视网膜出血完全吸收

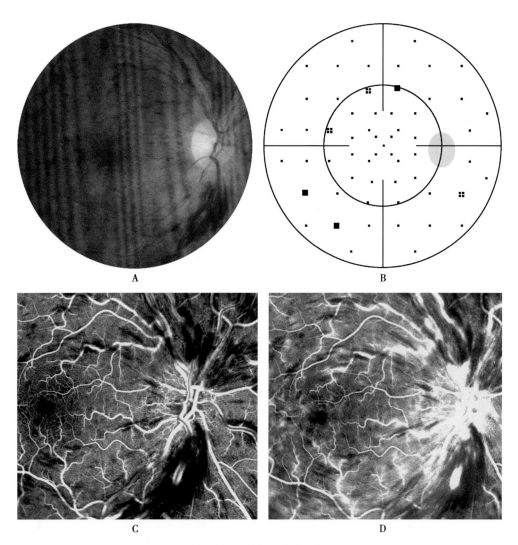

图 11-13　视盘血管炎 II 型

患者,男性,42 岁,右眼视物模糊 10 天。视力:右眼 0.6,瞳孔光反射正常。A. 眼底:右眼视盘轻度充血,视网膜静脉轻度迁曲、扩张,后极部广泛斑点状、放射状浅层视网膜出血,黄斑可见斑点状出血;B. 视野检查示右眼散在相对性暗点;C、D. FFA 检查:右眼视网膜静脉充盈迟缓,视盘表面毛细血管扩张并渗漏荧光素,视网膜静脉和毛细血管弥漫性扩张并渗漏荧光素,晚期视盘呈弥漫性强荧光

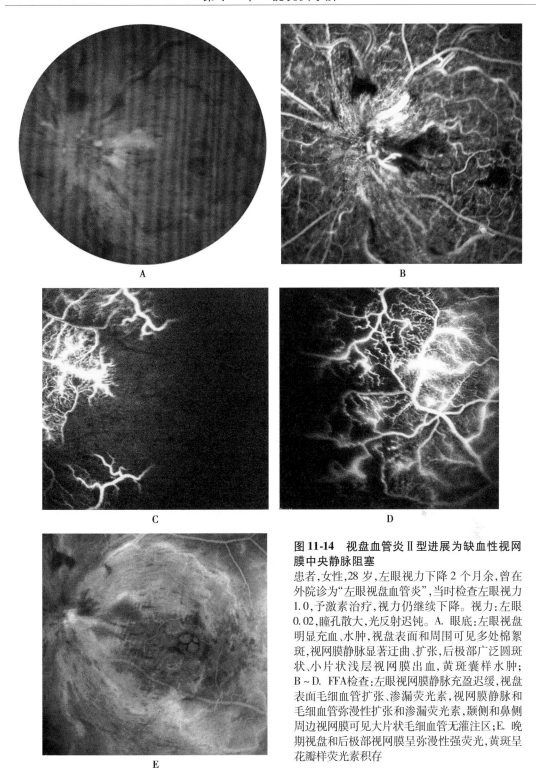

图 11-14　视盘血管炎Ⅱ型进展为缺血性视网膜中央静脉阻塞

患者,女性,28 岁,左眼视力下降 2 个月余,曾在外院诊为"左眼视盘血管炎",当时检查左眼视力 1.0,予激素治疗,视力仍继续下降。视力:左眼 0.02,瞳孔散大,光反射迟钝。A. 眼底:左眼视盘明显充血、水肿,视盘表面和周围可见多处棉絮斑,视网膜静脉显著迂曲、扩张,后极部广泛圆斑状、小片状浅层视网膜出血,黄斑囊样水肿;B～D. FFA检查:左眼视网膜静脉充盈迟缓,视盘表面毛细血管扩张、渗漏荧光素,视网膜静脉和毛细血管弥漫性扩张和渗漏荧光素,颞侧和鼻侧周边视网膜可见大片状毛细血管无灌注区;E. 晚期视盘和后极部视网膜呈弥漫性强荧光,黄斑呈花瓣样荧光素积存

（孙传宾）

参 考 文 献

1. Friedman DI. Papilledema//Miller NR, Newman NJ, Biousse V, et al. Walsh and Hoyt's Clinical Neuro-Oph-thalmology. 6th ed. Vol. I. Philadelphia：Lippincott Williams and Wilkins, 2005；237-291.

2. Lee AG, Wall M. Papilledema：are we any nearer to a consensus on pathogenesis and treatment? Curr Neurol Neurosci Rep, 2012, 12 (3)：334-339.

3. Alomar SA. Clinical manifestation of central nervous system tumor. Semin Diagn Pathol, 2010, 27 (2)：97-104.

4. Passi N, Degnan AJ, Levy LM. MR imaging of papilledema and visual pathways：effects of increased intracranial pressure and pathophysiologic mechanisms. AJNR Am J Neuroradiol, 2013, 34 (5)：919-924.

5. Di Rocco C, Iannelli A. Intracranial supratentorial tumors：classification, clinical findings, surgical management. Rays, 1996；21 (1)：9-25.

6. Mathews MK, Sergott RC, Savino PJ. Pseudotumor cerebri. Curr Opin Ophthalmol. 2003, 14 (6)：364-370.

7. Vázquez A, Portillo P, Zazpe I, et al. Treatment of intracranial hypertension of malign tumour origin. An Sist Sanit Navar, 2004, 27, Suppl (3)：163-170.

8. Oh KT, Oh DM, Hayreh SS. Optic disc vasculitis. Graefes Arch Clin Exp Ophthalmol, 2000, 238 (8)：647-658.

9. Hayreh SS. Optic disc vasculitis. Br J Ophthalmol, 1972, 56 (9)：652-670.

10. 崔世磊, 张晓君, 颜榕, 等. 以视盘水肿为主征的颅内高压患者病因及临床特征分析. 中国卒中杂志, 2011, 05 (10)：778-783.

11. 李先泽, 魏世辉, 马成, 等. 颅内静脉窦血栓形成眼部症状的临床探讨. 中国实用眼科杂志, 2006, 24 (1)：79-81.

12. 张译心, 范珂, 邱怀雨, 等. 脑转移瘤致双眼视盘水肿一例. 中华眼底病杂志, 2013, 29：323-325.

13. 代艳, 贾楠, 王晓莉, 等. 良性颅内压增高症眼部临床特征分析. 中华眼科杂志, 2010, 46 (12)：1071-1074.

14. 章玲, 纪晓青, 张娜. 特发性颅内高压与视力障碍的研究现状. 中国实用眼科杂志, 2014, 32 (2)：112-115.

15. 王理理, 刘春城, 张正心. 视盘血管炎的荧光眼底血管造影. 金陵医院院刊. 1990, 2：134-135.

16. 李龙标, 陆培荣, 沈伟. 视盘血管炎临床表现. 中国实用眼科杂志, 1999, 3：158-159.

17. 张奕霞, 杨炜, 邱明磊, 等. 重度Ⅱ型视盘血管炎的早期全光凝治疗. 山东大学耳鼻喉眼学报. 2012, 26 (4)：70-72.

第十二章

视交叉及海绵窦疾病

第一节 垂 体 瘤

　　垂体瘤是累及视交叉的最常见疾病,垂体瘤向鞍上发展压迫视神经、视交叉甚至视束,可引起一系列眼部改变。有的垂体瘤具有内分泌功能,所以还可以有闭经、泌乳、阳痿以及肢端肥大症等;而部分垂体瘤仅仅表现为视交叉受压的症状。早期诊断十分重要,我们的任务是及时诊断,避免误诊。

　　神经眼科医生在临床上经常遇到垂体瘤的患者,不少垂体瘤病人因眼部视野缺损或者视力下降而首诊眼科。一些病人常常因症状不典型或医生经验不足而造成误诊。

　　典型的眼部体征是双眼视神经萎缩和双颞侧偏盲。早期多引起双眼颞上象限视野缺损,肿瘤继续发展再产生颞下象限视野缺损,最终表现双眼颞侧偏盲。巨大的垂体瘤压迫也可导致一侧视野全盲和另一侧视野颞侧盲(图 12-1)。

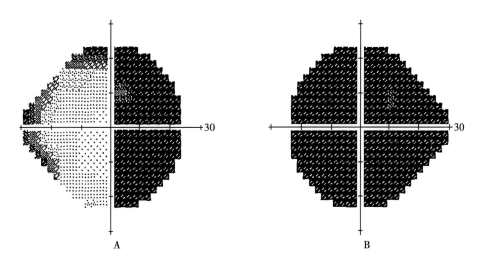

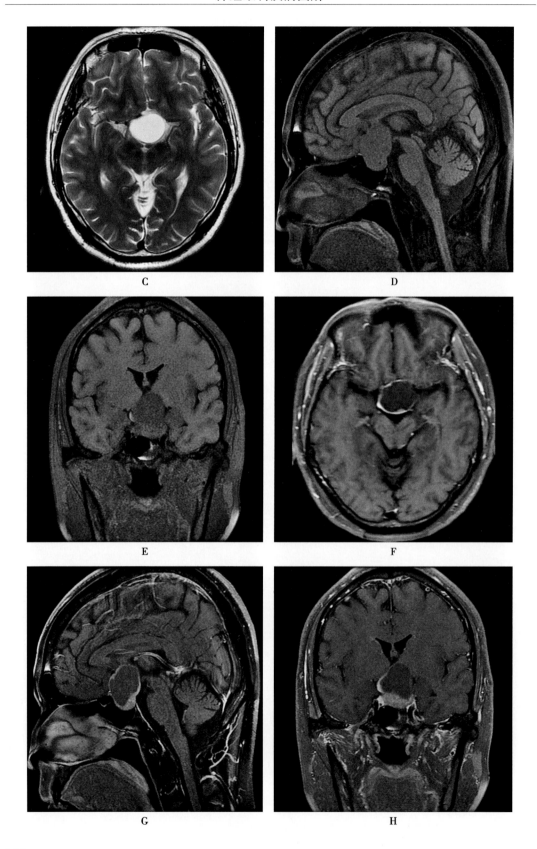

C

D

E

F

G

H

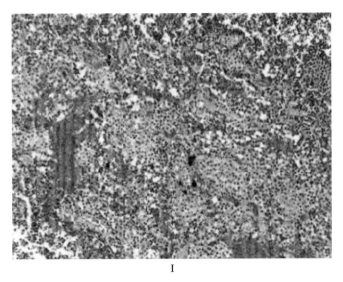

I

图 12-1　垂体腺瘤

男性患者,38 岁,因"左眼外伤后视力下降、视野缺损 2 年"入院。视力右 1.2,左眼前手动,瞳孔 RAPD 提示左眼阳性。眼底左眼视盘色淡。A. 右眼视野:颞侧偏盲;B. 左眼视野:全盲;C ~ E. 蝶鞍扩大,鞍底下陷,鞍内及鞍上可见巨大类椭圆形稍长 T1 长 T2 信号影,大小约 4.1×2.7×3.0 厘米,病变向上突破鞍膈,突入鞍上池内,视交叉受压上移,双侧海绵窦受压;F ~ H:增强扫描病变呈不均匀环形对比强化,病变中心区强化不明显;I. 病理检查提示垂体腺瘤

第二节　垂 体 卒 中

　　垂体卒中是神经内分泌急症的一种,垂体肿瘤的突然出血和广泛坏死所引起,以突发头痛、视觉障碍、眼外肌麻痹为特征的一组临床综合征,绝大多数垂体卒中发生于垂体腺瘤,发生于正常垂体腺组织者罕见。临床表现各异,诊断困难。影像学检查是确诊必不可少的辅助手段,鞍内肿瘤伴眼外肌麻痹是确诊的有力证据。因为头颅 CT 检查容易漏诊,所以头颅 MRI 检查是必要的。一旦确诊,应立即给予类固醇激素治疗或紧急手术减压,对视力恢复和神经功能改善均有帮助。如诊断或治疗延误,可致患者很快死亡,尤其以急性爆发临床表现者。通过合理及时的治疗,大多数患者预后良好。

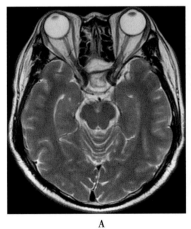

A

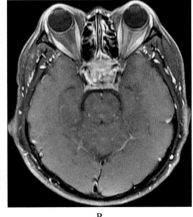

B

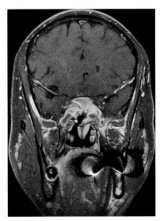

C

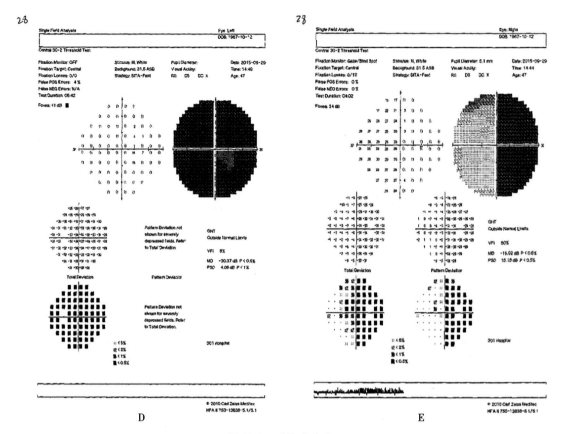

图 12-2　垂体瘤卒中

男,47 岁,汉,主因突发头痛、视物不清 3 天,意识不清 6 小时入院。A ~ C. 头颅 MRI:鞍底下陷,鞍内、鞍上混杂 T1、混杂 T2 信号的肿块,肿块信号不均匀,形态规则类圆形,边界清楚,突入鞍上池,视交叉上抬,垂体柄显示不清,增强后病灶呈强化不均匀,未包绕海绵窦及颈内动脉,脑室系统无异常,中线结构居中。入院诊断:垂体瘤卒中。急诊内镜下经鼻蝶入路鞍区病变切除术。F-VEP 示:双眼在两种不同强度光刺激下,P2 波峰时值均延迟,以左眼为著;左眼波幅相对右眼降低;D. 右眼视野颞侧偏盲;E. 左眼视野全盲

第三节　视交叉缺血梗死

　　视交叉的占位病变引起视野缺损、视力丧失很常见。视交叉的缺血同样也会引起相应的眼部病变,并且临床上容易误诊。对于视野提示视交叉病变的患者,在排除了常见的垂体占位病变后,还要考虑血管因素导致的视交叉缺血梗死,特别是对于具有高血压、糖尿病等高危因素的患者。头颅的核磁检查以及血管的成像检查对于诊断很重要。

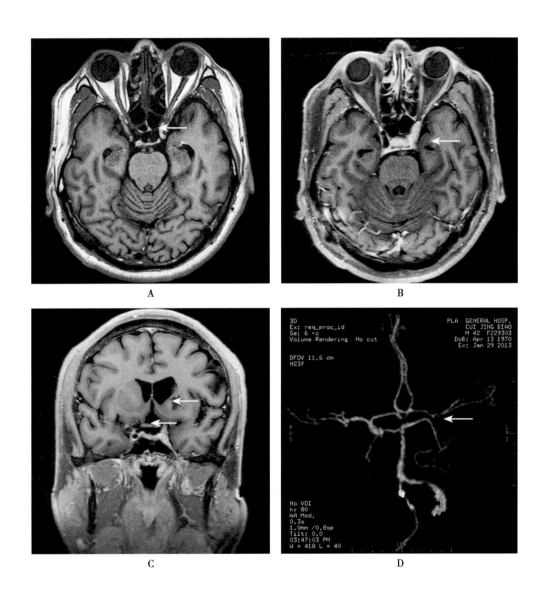

A

B

C

D

2013-1-14,OD,F229303-42398   2013-1-14,OD,F229303-42398

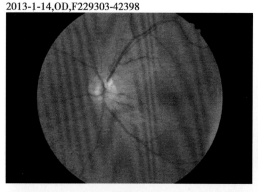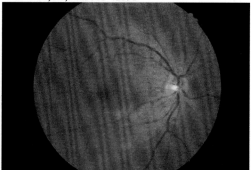

2013-1-14,OD,F229303-42398   2013-1-14,OD,F229303-42398

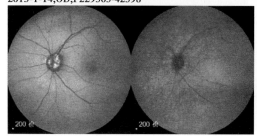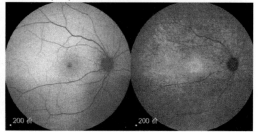

E

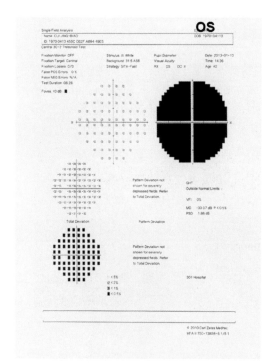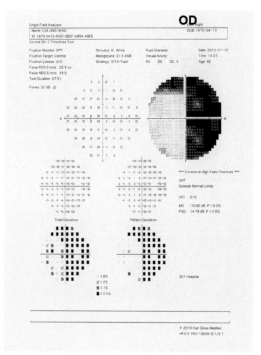

F

图 12-3　视交叉缺血梗死

患者男性,42 岁,因左眼突发视力丧失 25 天入院,以往有高血压、高血脂、心梗等病史。眼部情况:右眼视力 1.0,左眼无光感,左眼瞳孔散大约 6mm,RAPD 阳性。A. 为入院检查 MRI T1 像,显示左侧颈内动脉流空消失;B. 为增强图像,显示左侧颈内动脉增强显像,颈内动脉流空消失;C. 显示左侧视交叉肿胀并强化,左侧基底节区可见软化灶,左侧侧脑室略扩张;D. 为 CTA 成像,显示左侧构成 Wills 环的颈内动脉不显示;E. 眼底像可见左眼视神经色淡;F. 视野显示左眼全盲,右眼颞侧偏盲。最终诊断为视交叉缺血梗死

第四节　颈动脉海绵窦瘘

　　颈动脉海绵窦瘘(carotid-cavernous fistula,CCF)一般指海绵窦段的颈内动脉本身或其在海绵窦内的分支破裂,与海绵窦之间形成异常的动静脉沟通。高流量的多由外伤引起,临床表现有搏动性突眼、患侧眼眶、额部、颞部、耳后血管杂音、球结膜水肿和充血、眼球运动障碍、视力减退,以及神经系统功能障碍和蛛网膜下腔出血表现等,诊断较为容易。而低流量的颈动脉海绵窦瘘多为自发形成,发病较为隐匿,其瘘口小、供血动脉较多,较少引起颅内血流动力学明显改变,故病情进展缓慢、症状较轻,多见于中年或绝经后女性,发病机制尚未完全明确,可能与外伤、颅脑手术、炎症、硬脑膜或静脉血栓形成、雌激素等因素有关,红眼、高眼压是较常见的主诉。有的患者早期甚至没有眼部结膜血管扩张的"红眼"症状,所以临床上眼科医生容易误诊为其他眼病,如结膜炎、巩膜炎等。

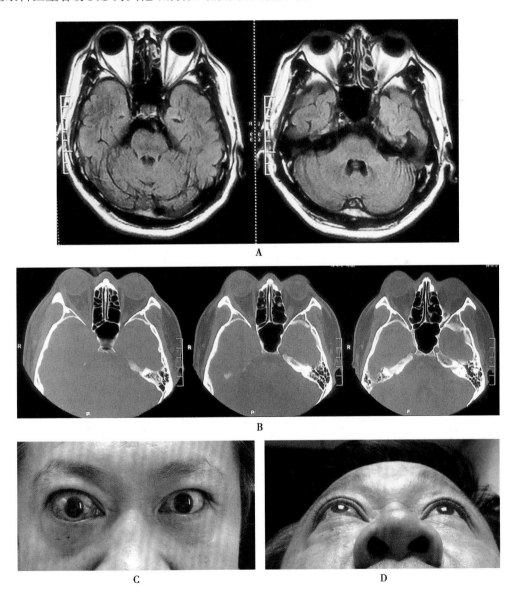

A

B

C　　　　　　　　　　　　D

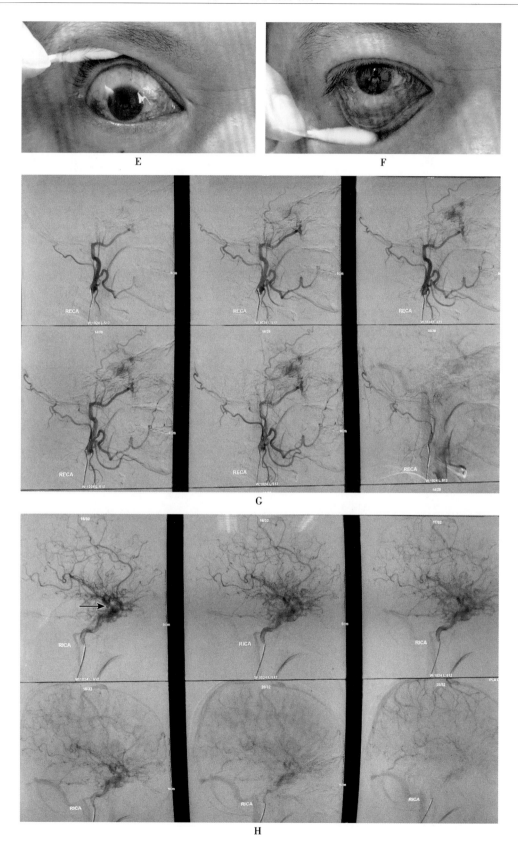

E

F

G

H

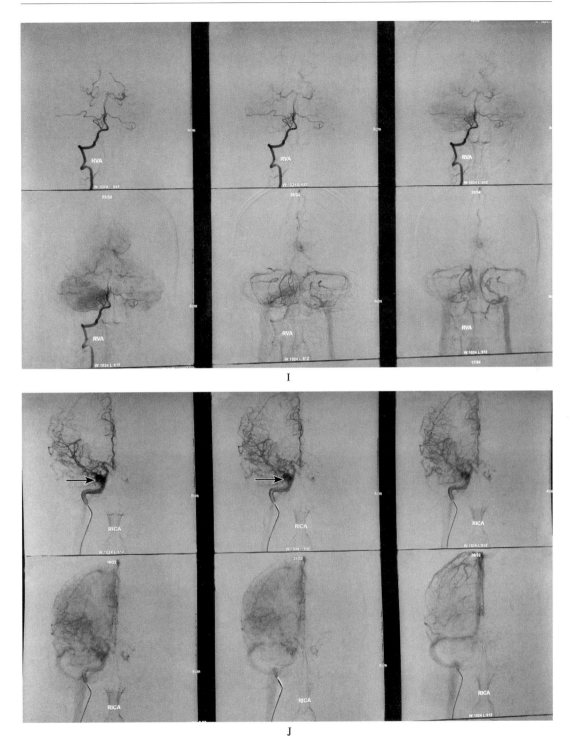

图 12-4　右颈内动脉海绵窦漏

患者男性,45 岁,主因"右眼球后疼痛伴复视半年,眼球突出 3 个月"入院,半年前就诊时无眼红及眼球突出症状,图 A:当地医院行头 MRI 未见明显异常;4 月前出现眼球突出,B. CT 示右眼球突出;C ~ F. 入院时眼表检查提示右眼球突出(29mm),球结膜血管扩张;H ~ J. DSA 检查,发现右侧颈内动脉海绵窦段有瘘口(图 H、J 箭头所示),右侧椎动脉(图 I)、右侧颈外动脉(图 G)未见充盈缺损及异常染色。确定诊断为右颈内动脉海绵窦瘘

第五节　海绵窦肿瘤

　　海绵窦(cavernous sinuses,CS)位于颅中窝蝶鞍与垂体的两侧,是两层硬脑膜间的不规则间隙,是颅内静脉血汇聚的主要区域,窦内有颈内动脉、动眼神经、滑车神经、展神经等重要结构穿行。海绵窦区肿瘤的来源是多方面的,既有原发海绵窦的肿瘤,又有从毗邻解剖区域侵袭而来的继发性肿瘤,而且继发性肿瘤多于原发性肿瘤。累及海绵窦的肿瘤常致多颅神经麻痹,表现为复视、眼球运动障碍,部分患者可伴患侧三叉神经第Ⅰ、Ⅱ分支分布区感觉障碍、眼球突出或视力下降。眼科医生诊断时应考虑到海绵窦占位性病变的可能性。常见于脑膜瘤,少见神经鞘瘤、软骨瘤等。

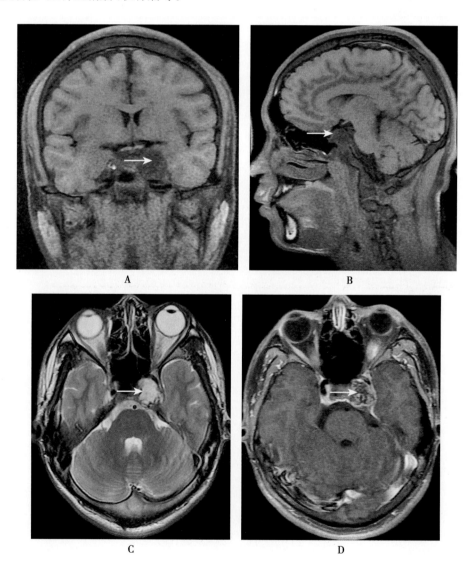

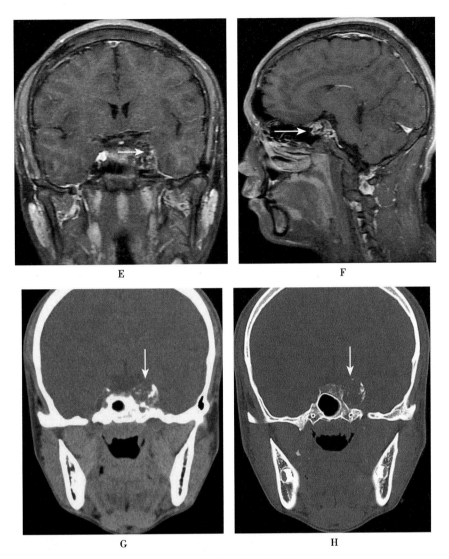

图 12-5 左侧海绵窦区软骨源性肿瘤

患者男,16 岁,复视 10 个月。检查:左眼上睑下垂,遮盖瞳孔上半部分,提上睑肌
肌力 4mm,左眼不能展,上转、下转、内收运动均部分受限。垂体 MRI 平扫+增强
提示:A ~ F. 左侧鞍旁海绵窦内稍长 T1(A)长 T2(B、C)信号影,大小为 21mm×
23mm×22mm,增强扫描病灶呈不均匀强化(图 D、E、F),内可见多发的未强化区,
左侧颈动脉海绵窦段受压外移,但结构未见明显损害;G、H. 头颅 CT 检查提示左
侧鞍旁密度减低影,边缘可见钙化影,双侧眶内和球后未见异常。转入神经外科
行"经额颞颧弓硬膜外入路左侧海绵窦区占位性病变切除术"。病理报告:左侧
海绵窦区软骨源性肿瘤

第六节 淋巴细胞性垂体炎

垂体常常由于局部感染、鞍区肿瘤或自身免疫反应而产生炎症。前两者为继发性垂体
炎。淋巴细胞性垂体炎(Lymphocytic hypophysitis,LYH)是一种自身免疫性内分泌疾病,引起

垂体部位的淋巴细胞浸润为特征,也称为自身免疫性垂体炎,病因尚无定论。临床表现以垂体淋巴细胞浸润、垂体组织破坏继而发生垂体功能异常和颅内占位症状为特征。女性多见,近几年来在儿童、绝经后妇女及男性中也见有报导的病例。由于淋巴细胞浸润的垂体或垂体柄肿胀直接压迫视交叉、动眼神经,可造成复视、视力下降、视野缺损等,少数患者可伴有海绵窦炎症而出现支配眼球运动的颅神经受累、眼上静脉扩张等症状。所以,常常就诊神经眼科。

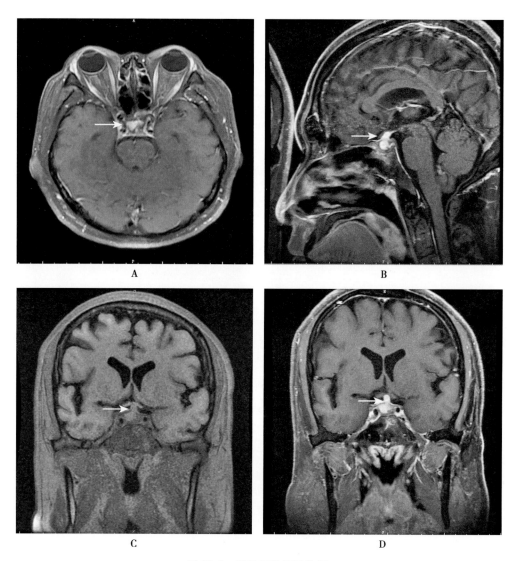

图 12-6　淋巴细胞性垂体炎

50 岁男性,因"双眼复视,伴右眼上睑下垂、睁眼困难半月"入院,以往有"垂体炎""垂体功能低下"等诊断病史。A ~ D. 入院核磁检查提示增强可见垂体均匀高信号(图 A、B、D),垂体柄明显增粗(图 C、D 箭头所示),增大的垂体向右侧压迫海绵窦。导致临床所见的右侧动眼神经受累。行"全麻下导航内镜辅助下鞍区病变活检术",病理提示淋巴细胞性垂体炎

(邱怀雨)

参 考 文 献

1. 俞海,詹仁雅.垂体卒中研究进展.国际神经病学神经外科学杂志,2013,40(4):367-370.
2. 王一玮,钟勇,马瑾等.23 例颈动脉海绵窦瘘的临床特点分析.中国医学科学院学报,2014,36(2):158-163.

第十三章

视交叉以上的视路病变

　　视交叉以上视路包括:视束、外侧膝状体、视放射及枕叶皮层。该部位病变可见于脑血管病、脑肿瘤、脑挫裂伤、脑炎、脑寄生虫病、脑白质炎性脱髓鞘性疾病、线粒体脑病、脑白质营养不良、朊蛋白病等。典型表现为病灶对侧同向性偏盲或象限盲,往往伴有其他脑部局灶损害表现。患者可以出现同侧视野缺损、双眼一过性黑矇、闪光幻视及皮质盲等症状。除皮层盲外,视力一般无明显下降;眼底一般无明显改变;除视束病变造成不对称性视野缺损可出现 RAPD 外,一般 RAPD 阴性;外侧膝状体以后的病变,瞳孔光反射正常。应进行全面神经系统查体,协助定位诊断。颅脑 MR 检查有助于病变的定位及定性诊断。视野检查同侧上象限盲提示对侧颞叶病变;同侧下象限盲提示对侧顶叶病变。压迫性疾病所致的同向性视野缺损通常由周边到中心缓慢进展,而脑血管病或炎性病变所致的视野缺损则快速进展。

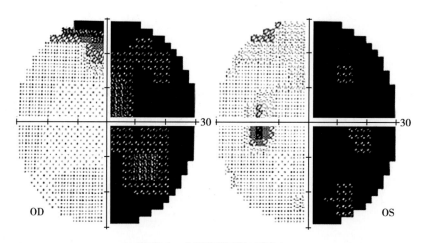

图 13-1　大面积脑梗死后出血
30 岁男性,突发头晕、头痛、烦躁不安,继而昏睡、意识不清,行血肿清除联合去骨瓣减压术。术后 20 天查体:意识清楚,右侧上下肢肌力Ⅳ级,伴感觉障碍;双侧瞳孔直径 3mm,直接和间接对光反应灵敏,RAPD 阴性,眼底无异常。30°视野示双眼右侧同向偏盲

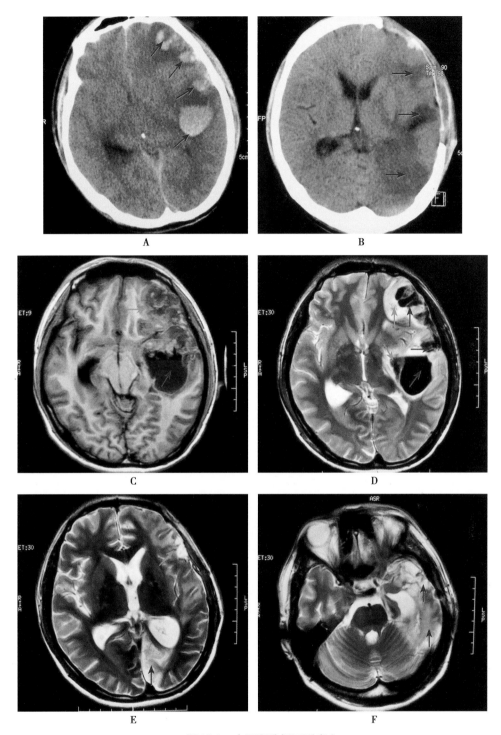

图 13-2　大面积脑梗死后出血

A. 水平位 CT:左侧额叶、颞叶内多发血肿(红箭头),周围被低密度水肿带包绕,中线结构向右侧移位;
B. 术后水平位 CT:左侧大片颅骨缺损,额叶、颞叶及顶枕叶交界区见数片低密度灶(红箭头),中线结构
基本复位;C. 水平位 MR T1 加权像:左颞叶血肿,边界清楚,呈低信号(红箭头),左额叶见不规则的高低
混杂信号影(蓝箭头);D. 水平位 MR T2 加权像:左颞叶及额叶血肿呈极低信号影(红箭头),周围水肿
呈高信号(蓝箭头);E. 水平位 MR T2 加权像:左枕叶大片软化灶,呈高信号(红箭头),左额叶见小片高
信号影(蓝箭头);F. 水平位 MR T2 加权像:左颞叶大片高信号影(红箭头)

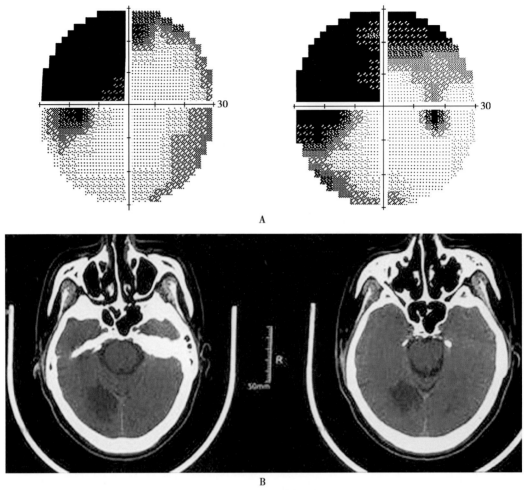

图 13-3　枕叶脑梗死急性期

男性,73 岁,双眼视物模糊 1 天。A. 视野检查示左侧同侧上象限盲;B. 发病第二天头颅 CT 示右侧枕叶下部脑梗死灶

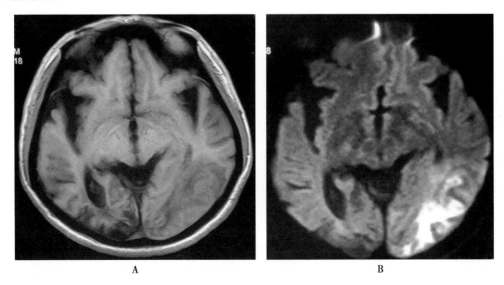

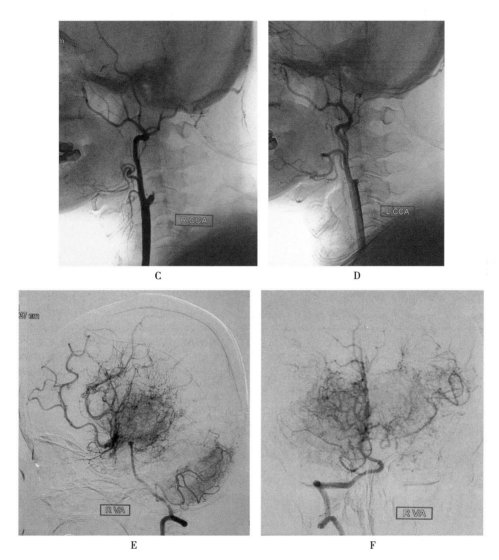

图 13-4 Moya-Moya 病(烟雾病)

46 岁男性,双眼视力下降 2 个月。2 个月前双眼出现一过性黑朦,1 个月前双眼视物不见,检查:视力双眼 HM/眼前,RAPD(-),眼底正常。A. 颅脑 MR T1 加权像示左侧枕叶脑回肿胀,呈长 T1 信号,右侧枕叶软化灶;B. 弥散加权像(DWI)示左枕叶呈高信号,提示脑梗死急性期;C、D. DSA 示双侧颈内动脉起始段闭塞;E、F. 右侧椎动脉造影,显示双侧大脑前动脉及大脑中动脉由基底动脉代偿供血,脑基底部可见细密的小血管显影,似吸烟时吐出的烟雾

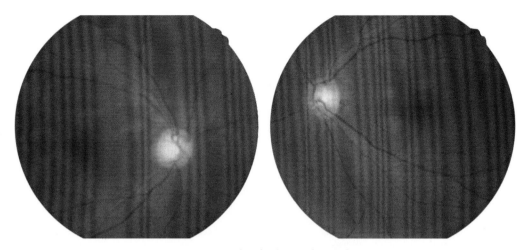

图 13-5　原发中枢神经系统淋巴瘤

55 岁男性,生气后出现双眼视力下降,不伴眼红、眼痛、眼胀、头痛等症状,查视力:右眼 0.02,左眼 NLP。双眼视盘边界清,色淡,血管走行可,未见出血及渗出,黄斑部未见明显异常。脑脊液常规:脑脊液细胞总数 45×10⁶/L↑、脑脊液白细胞数 35×10⁶/L↑、脑脊液蛋白定性试验阳性↑。脑脊液生化:葡萄糖 1.9mmol/L↓、蛋白 2168.4mg/L↑、氯化物 105.6mmol/L↓

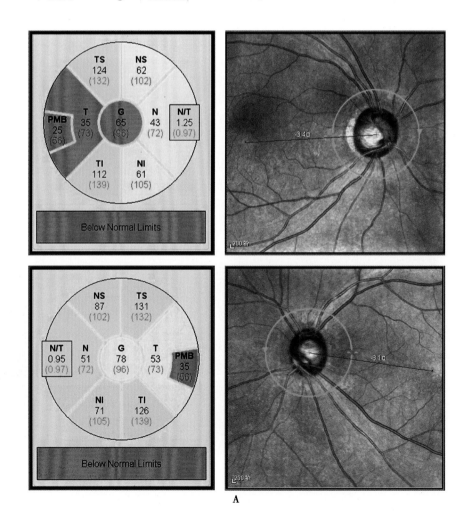

A

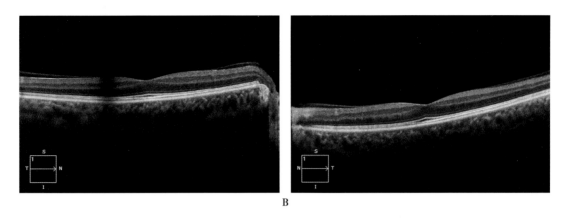

B

图 13-6　原发中枢神经系统淋巴瘤
A. 双眼视盘 OCT 示视盘颞侧 RNFL 薄变；B. 双眼黄斑 OCT 示乳斑束 RNFL 薄变

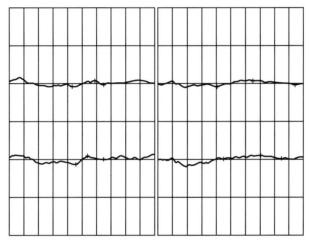

图 13-7　原发中枢神经系统淋巴瘤
F-VEP 可见双眼 P2 波幅下降、隐含期延长，左眼为著

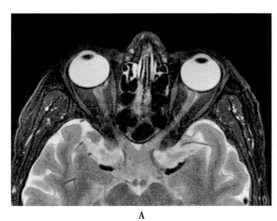

A

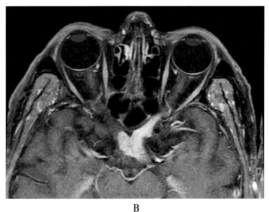

B

图 13-8　原发中枢神经系统淋巴瘤
A. 眼眶 MRI 平扫：视交叉、双侧视束肿胀、增粗，呈稍长 T2 信号；B. 增强扫描见左侧视神经颅内段、视交叉及左侧视束明显强化

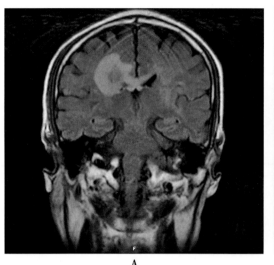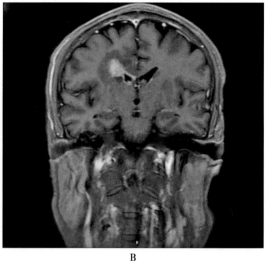

A   B

图 13-9　原发中枢神经系统淋巴瘤

2015 年 8 月 25 日患者自行激素减量并停服硫唑嘌呤片后出现后背及四肢肌肉痛、说话语速变慢、双下肢力弱。A、B. 颅脑 MR 示右侧侧脑室旁长 T2 信号伴明显均匀强化。经脑活检病理诊断为:大 B 细胞淋巴瘤

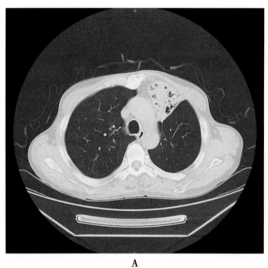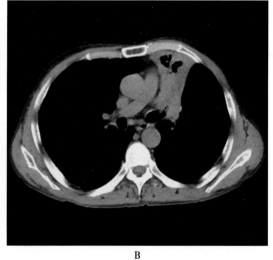

A   B

图 13-10　脑转移瘤

中年男性患者,主诉"右眼视力下降 8 周,左眼视力下降 4 周",外院用甲泼尼龙 0.25g 静滴 3 天后视力稍好转,继而进一步下降。A. 肺 CT(肺窗)示左肺上段支气管内见软组织密度灶,肺不张;B. 肺 CT(纵隔窗)示主动脉旁见明显增大的淋巴结。影像诊断:肺癌

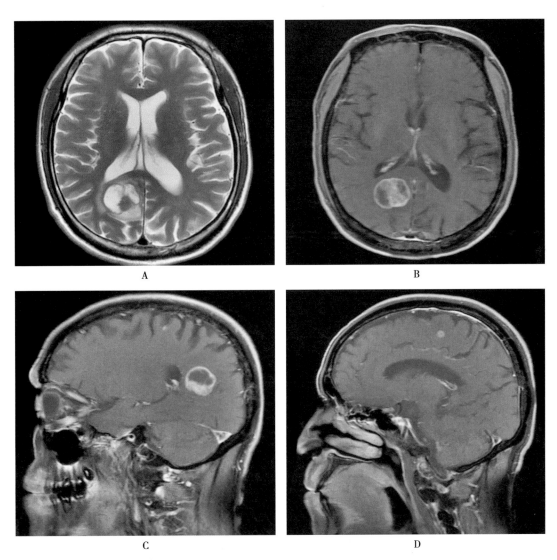

图 13-11　脑转移瘤

颅脑 MR：A. 右侧顶枕叶交界区见类圆形长 T2 信号，周围见稍长 T2 信号影环绕；B. 病灶明显强化；C. 矢状位，病灶环形强化，额叶软脑膜及顶叶可见异常强化；D. 左侧顶叶、小脑蚓部可见多发异常强化病灶

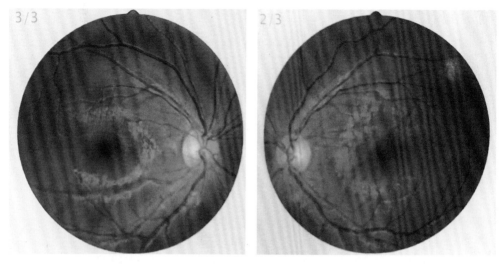

图 13-12 脑白质营养不良

8 岁男性,因双眼进行性视力下降 2 个月余就诊。双眼底彩色照相未见明显异常。外院初诊为"双眼视神经病变",给予糖皮质激素治疗,此后患儿视力进一步下降,不能独立行走。查体:身形较瘦,皮肤较黑,意识清楚,言语流利,智能基本正常,伸舌居中,四肢肌张力正常,病理征(-),脑膜刺激征(-)。双眼视力光感不准确,双眼瞳孔等大等圆,直径约 4mm,直接及间接对光反射正常,RAPD 阴性。否认外伤、早产及家族遗传病史

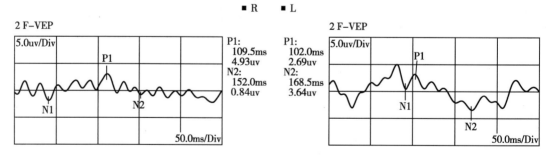

图 13-13 脑白质营养不良
F-VEP 可见双眼波形分化不良

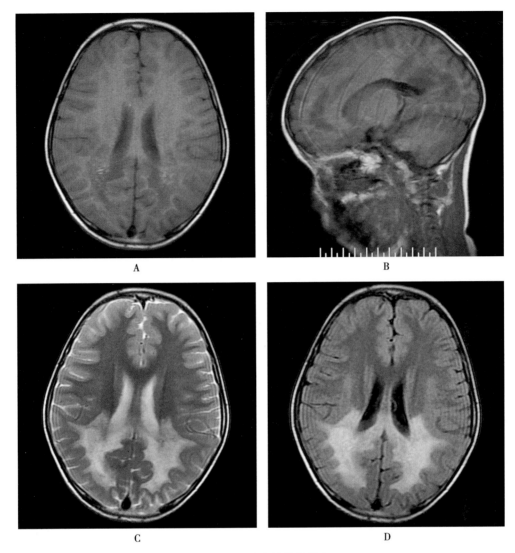

图 13-14 脑白质营养不良

颅脑 MRI 显示双侧颞、顶、枕叶侧脑室周围白质、胼胝体压部见对称性斑片状稍长 T1、长 T2 信号,T2 flair 呈高信号,病灶呈"蝶翼状"分布

（徐全刚）

参 考 文 献

1. Sefi-Yurdakul N. Visual findings as primary manifestations in patients with intracranial tumors. Int J Ophthalmol. 2015,8(4):800-803.

2. Agarwal A,Kedar S. Prognosis and Treatment of Visual Field Defects. Semin Neurol. 2015,35(5):549-556.

3. Ogawa K,Ishikawa H,Suzuki Y,et al. Clinical study of the visual field defects caused by occipital lobe lesions. Cerebrovasc Dis. 2014,37(2):102-108.

第十四章

眼球转动功能障碍及眼位偏斜

第一节　动眼神经麻痹

　　动眼神经支配上直肌、下直肌、内直肌、下斜肌以及提上睑肌,伴随动眼神经走行的副交感神经纤维支配瞳孔。各种病因导致的动眼神经麻痹会累及一条或多条眼外肌,产生一系列症候群,常伴有复视。

　　动眼神经麻痹可由多种病因引起,最常见的原因是动眼神经微血管梗死或神经受到压迫。微血管梗死常发生于老年患者(大于50岁),是由于滋养神经的血管闭塞,这种梗死累及了动眼神经轴突。支配瞳孔的副交感神经纤维位于动眼神经表面,因此微血管疾病引起的神经轴突梗死通常不会影响到瞳孔。这些患者常常具有明确的危险因素,如糖尿病、高血压、动脉粥样硬化和高脂血症。

　　压迫性动眼神经麻痹可由肿瘤或颅内动脉瘤引起。动脉瘤性动眼神经麻痹属于临床急症,患者通常表现为伴疼痛的孤立性动眼神经麻痹,通常由后交通动脉动脉瘤引起。动脉瘤产生的压迫首先作用于动眼神经外表面,因此瞳孔纤维早期便受到影响,压迫性动眼神经麻痹的特点是:上睑下垂、斜视、通常伴有瞳孔散大。

　　症状可有疼痛,在微血管梗死或压迫引起的动眼神经麻痹中均可出现,不能据此鉴别病因。上睑下垂可为完全性或不完全性上睑下垂(图14-1,图14-2,图14-3)。复视通常因眼位偏斜导致。通常第一眼位为外斜视,伴有眼球内转、上转、下转受限(图14-1,图14-2,图14-4)。两侧瞳孔大小不等:见于压迫性动眼神经麻痹(图14-5);其他病因所致的动眼神经麻痹,瞳孔正常或轻度散大。

　　双眼瞳孔不等大且一眼瞳孔散大对于动脉瘤性动眼神经麻痹的诊断至关重要。因此任何诊断为动眼神经麻痹的患者都必须行瞳孔检查。对于完全性动眼神经麻痹,评价的"瞳孔法则"是:如果病因是微血管梗死,则瞳孔正常;如果病因是神经受到压迫,尤其是来自后交通动脉动脉瘤的压迫,瞳孔会散大和对光反应迟钝或消失。"瞳孔法则"只适用于完全性、孤立性的动眼神经麻痹。此外,"瞳孔法则"慎用于50岁以下患者,除非患者伴有明显的血管病危险因素;慎用于完全性动眼神经麻痹但仅部分瞳孔括约肌麻痹(相对性瞳孔回避)的病例。

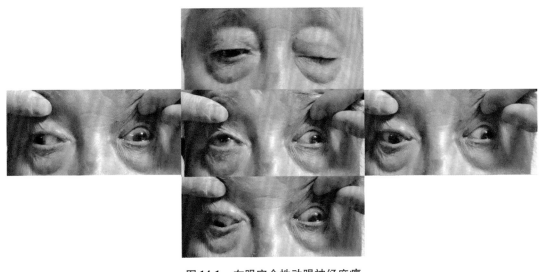

图 14-1 左眼完全性动眼神经麻痹

局部微循环障碍导致左眼完全性动眼神经麻痹老年患者,患眼完全性上睑下垂伴眼球上转、下转、内转不能

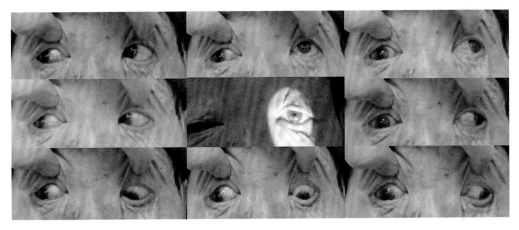

图 14-2 右眼动眼神经麻痹

一带状疱疹发病后右眼动眼神经麻痹老年患者,患眼上睑下垂伴眼球上转、下转、内转不能

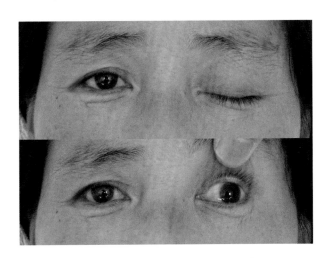

图 14-3 左侧后交通动脉动脉瘤

57 岁女性,突发左眼完全性上睑下垂,左眼上转、下转、内转不能,左眼瞳孔散大,行 DSA 后证实左侧后交通动脉动脉瘤

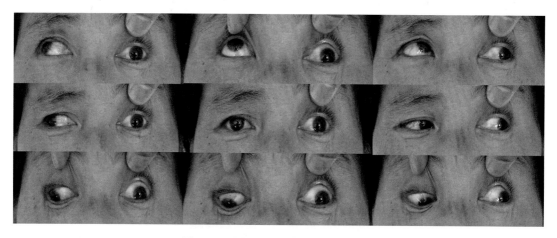

图 14-4　上图同一患者,9 个诊断眼位

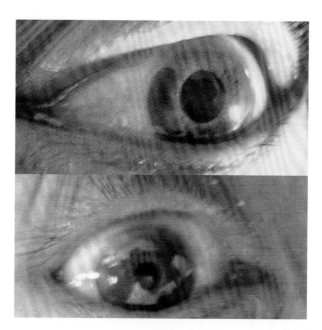

图 14-5　上图同一患者,双眼瞳孔不等大,右眼瞳孔正常(下),左眼瞳孔散大(上)

第二节　展神经麻痹

　　展神经是在颅内走行最长的颅神经之一。该神经核外段受累可导致内斜视及同侧外转受限。展神经在其走行过程中也毗邻其他结构。在脑干处邻近位听神经,在海绵窦内与动眼神经,滑车神经和三叉神经伴随走行。在这些部位的病变都可能产生多条颅神经麻痹而不是孤立性展神经麻痹。展神经麻痹常见病因包括:血管性(微血管)梗死、外伤、脑膜疾病(炎症,感染和新生物)、占位性病变、任何原因引起的颅内压增高、多发性硬化、腰穿或腰麻

术后、中风以及先天性展神经麻痹。第一眼位通常为内斜视,侧方注视时斜视增加。患眼注视时内斜视更明显。外转部分或完全受限。向麻痹肌作用方向的扫视运动通常减慢。年龄超过 50 岁的单侧孤立性展神经麻痹患者,通常由血管性病变所致。这种神经梗死通常为突然发病,且无疼痛。这类麻痹通常是自限性的,往往在 3 个月内恢复。因此如果患者处于孤立性展神经麻痹的血管性病变年龄阶段,而且具有血管病变危险因素(如糖尿病,高血压,高胆固醇血症等)的患者,可不急于检查。如果展神经麻痹在某一时间段内恢复,可以推断其病因为血管性病变。出现以下情况时,患者需接受进一步检查:如果展神经麻痹未在 3 个月内恢复;发病 2 周后内斜视进展;出现其他体征或症状;有恶性肿瘤病史的患者,即使是孤立性展神经麻痹,也应进一步检查。虽然血管病变性展神经麻痹可在同侧或对侧发作,但双侧同时出现的展神经麻痹不应认为是由血管性病变引起的,应进一步检查以寻找其他病因。对于所有单侧或双侧展神经麻痹患者,都必须进行眼底镜检查以明确有无视盘水肿。任何原因引起的颅内压升高均可产生一侧或双侧展神经麻痹,展神经麻痹可作为颅内压升高的非定位体征。年龄在 50 岁以下的单侧或双侧展神经麻痹患者需接受进一步检查。如果患者没有外伤史或其他引起展神经麻痹的明确原因,需详细询问病史,并进行神经系统常规体检。对于这些患者,MRI 是检查项目中的关键部分,所有患者都应接受 MRI 检查。如果 MRI 未见异常,应考虑进行腰椎穿刺和脑脊液检查。对展神经麻痹的治疗取决于其病因。在只有血管性病变的情况下,控制危险因素可能会预防病变再次发生,但不能促进内斜视消失。对内斜视本身的处理与其他类型的斜视类似,即遮盖、配戴三棱镜或手术治疗,后者应在斜视持续存在者施行。

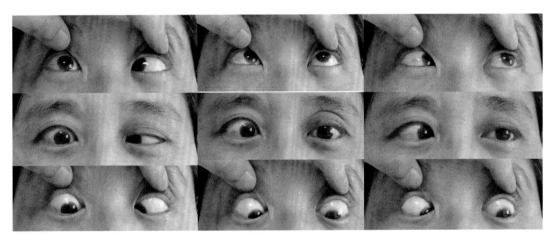

图 14-6　双眼展神经麻痹

38 岁女性,视物重影 2 个月。查体:右眼外转不能,左眼外转受限。临床诊断:双眼展神经麻痹

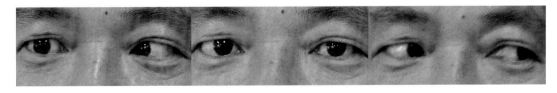

图 14-7　右眼完全性展神经麻痹

42 岁男性,外伤后复视 40 余天。查体:右眼外转不能。临床诊断:右眼完全性展神经麻痹

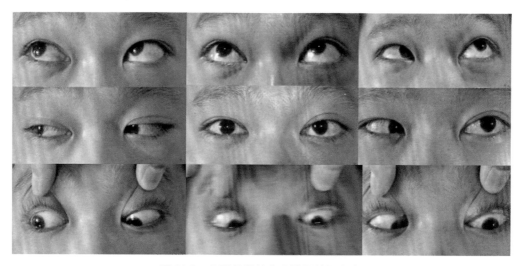

图 14-8　左眼特发性完全性展神经麻痹

27 岁男性,双眼视物重影,左眼外转受限 10 个月。查体:左眼外转不能。临床诊断:左眼特发性完全性展神经麻痹

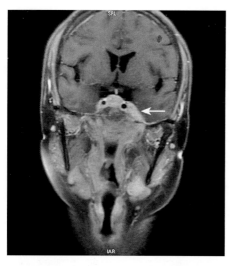

图 14-9　(与图 14-6 同一患者)

头颅 MRI 发现左侧海绵窦亦见结节状信号,增强扫描呈明显强化。(咽喉壁软组织影增厚。鼻咽后壁及左侧咽旁见不规则组织影,呈等 T1、等 T2 信号,增强扫描呈明显强化,边界不清。考虑鼻咽癌。此后行颈部超声,头部 MRI,骨扫描及鼻咽部活检。后行颈部超声示:左颈部多发淋巴结肿大转移,大者 3.0×2.5cm

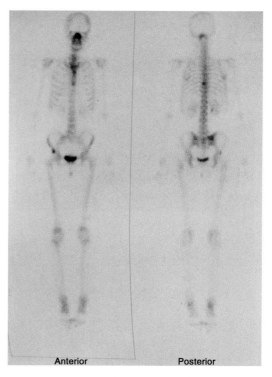

图 14-10　(与图 14-6 同一患者)

骨扫描示:颅底、胸 8 椎、右髂臼放射性增高灶,考虑骨转移

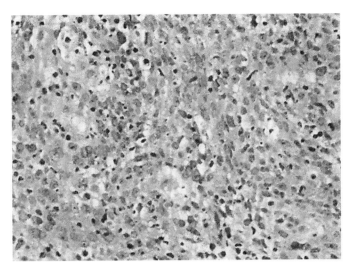

图 14-11 （与图 14-6 同一患者）

鼻咽镜活检病理提示：非角化型鳞状细胞癌。患者再次行头部 MRI 示：鼻咽癌，侵及左侧翼内肌、腭帆张肌、腭帆提肌、双侧头长肌，肿物侵及颅底，累及斜坡、左侧岩尖、侵及左侧海绵窦及左侧颞叶。临床诊断：鼻咽癌（T4N3M1，IVC 期），侵及左侧翼内肌、腭帆张肌、腭帆提肌、双侧头长肌，肿物侵及颅底，累及斜坡、左侧岩尖、侵及左侧海绵窦及左侧颞叶左侧咽旁、双颈、左侧锁骨淋巴结转移，多发骨转移。经放疗科会诊后，确定先行 4 期化疗，化疗后考虑行放射治疗

第三节　滑车神经麻痹

滑车神经仅支配上斜肌，使眼球在内收时下转以及内旋。滑车神经是唯一从脑干背侧发出的颅神经，并且在颅内走行距离最长。滑车神经在离开脑干背侧并绕向脑干腹侧前发生交叉，因而右侧的滑车神经核最终支配左侧上斜肌。滑车神经在前髓帆处转折，因而在头部外伤时容易受损。头部外伤、微血管梗死、先天性滑车神经麻痹、肿瘤、多发性硬化、炎症等均可导致滑车神经麻痹，可以出现倾斜性复视、阅读或下楼梯困难。患眼外旋可采用双马氏杆或 Lancaster 红-绿眼镜法检查。

对于孤立性滑车神经麻痹患者应仔细询问头部外伤史。若无头部外伤史，对于 50 岁以上患者的孤立性滑车神经麻痹可认为是血管性病变引起的，年龄小于血管性疾病年龄组的患者应进行神经影像学检查。55 岁以上的患者要检查有无巨细胞动脉炎。先天性滑车神经麻痹患者的症状可能随年龄增长而逐渐变得明显。检查发现患者垂直融合范围增加可明确先天性滑车神经麻痹的诊断。检查患者以前的照片同样可能显示其歪头长期存在，进一步提示先天性斜视的存在。对于垂直融合范围增加的患者，没有必要进行进一步的检查。对所有的滑车神经麻痹患者均应检测其垂直融合范围。处于血管性病变易发年龄的患者，若其滑车神经麻痹为孤立性，且垂直融合范围正常，则患者需检查发病危险因素（如糖尿病和高血压）。这些患者可以观察，因为大多数患者的滑车神经麻痹会在 6～12 周内自然缓解。外伤性滑车神经麻痹也可以观察，但是其斜视可能需要更长时间才能恢复。治疗可以尝试配戴三棱镜矫正，但由于其斜视是非共同性的，以及有时存在旋转性斜视，三棱镜治疗往往不能成功。患者通常最终都需要手术治疗斜视。

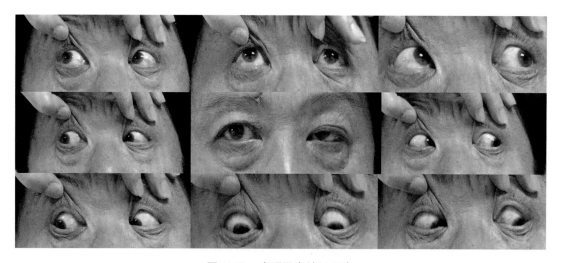

图 14-12　右眼滑车神经麻痹

56 岁男性,双眼视物重影 6 个月。临床诊断:右眼滑车神经麻痹。图示 9 个诊断眼位

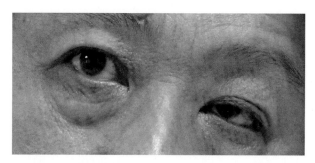

**图 14-13　** 与上图为同一患者,患者自觉头向左侧倾斜,视物重影程度有所减轻

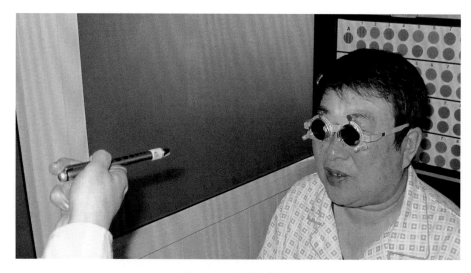

图 14-14　马氏杆检查

第四节　核间性眼肌麻痹

内侧纵束是发自脑桥并抵达中脑的神经束,其连接展神经细胞核与对侧动眼神经的内直肌亚核以产生共轭性双侧眼球运动。内侧纵束还包含有连接前庭神经核与眼球运动神经核的纤维。内侧纵束病变引起的眼球运动障碍称为核间性眼肌麻痹。任何累及内侧纵束的疾病均可引起核间性眼肌麻痹。最常见的两个病因是多发性硬化和中风。核间性眼肌麻痹患者通常不表现出复视。患者可主诉有视物模糊,但很难描述其视觉障碍。对于有复视表现的患者,复视由其相关神经系统异常,如反向偏斜引起。内转麻痹及对侧眼外展性眼球震颤:核间性眼肌麻痹的典型表现是单眼或双眼内转受限(类似孤立性内直肌麻痹),伴有外展性眼球震颤。如果内转受限是完全性的,称为核间性眼肌麻痹。如果内转受限是不完全性的,称为核间性眼肌轻瘫。将其内转受限的一侧命名为核间性眼肌麻痹侧,即右侧核间性眼肌麻痹为右眼内转受限以及左眼外展时眼球震颤。极少数情况下,患者可能没有内转受限,只有内转眼扫视速度缓慢和内转滞后,表现为从外展位到第一眼位时,内直肌扫视速度显著变慢。患者表现为眼球向内缓慢飘动,而不是快速转到中线。

一个半综合征:一侧脑桥背盖部病变,引起桥脑侧视中枢和对侧已交叉过来的联络同侧动眼神经内直肌的内侧纵束同时受累。表现为患侧眼球水平注视时既不能内收也不能外展;对侧眼球水平注视时不能内收,可以外展,但有水平眼震。核间性眼肌麻痹和一个半综合征多见于脑干腔隙性脑梗死或多发性硬化。

反向偏斜:一般发生在单侧核间性眼肌麻痹时,双侧核间性眼肌麻痹时罕见。高位眼通常位于病灶侧。

核间性眼肌麻痹的存在提示脑干病变,因此需进行 MRI 检查。核间性眼肌麻痹存在但 MRI 扫描正常并不少见,但有时 MRI 可发现明显致病性病灶。

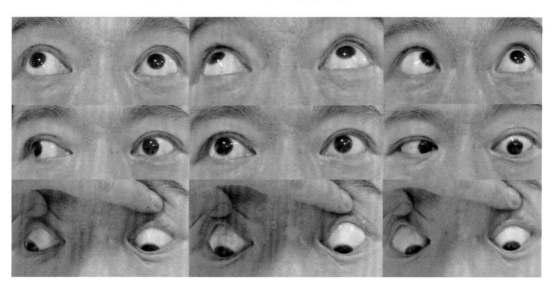

图 14-15　一个半综合征

45 岁男性患者,临床诊断:一个半综合征(核间性眼肌麻痹)。治疗后右眼内转受限好转。图示 9 个诊断眼位,左眼内转、外转不能,右眼内转受限,左眼外转时眼球震颤

核间性眼肌麻痹无特殊治疗,其治疗手段取决于其病因。多发性硬化症通常发生在年轻患者,多导致双侧核间性眼肌麻痹,通常能恢复。有中风病史的老年患者出现的核间性眼肌麻痹,通常为单侧,也可能会自行恢复。

（李晓明）

参 考 文 献

1. Peter J. Savino. Wills 临床眼科图谱及精要:神经眼科. 第 2 版. 李晓明,译. 天津:天津翻译出版有限公司,2015.
2. 魏世辉,邱怀雨. 神经眼科疑难病例精粹. 北京:人民卫生出版社,2014.
3. Lanning B. Kline,Rod Foroozan. 神经眼科速查手册. 魏世辉,钟敬祥,译. 北京:人民军医出版社,2015.
4. Neil R Miller, Nancy J Newman, Valerie Biousse,et al. Walsh and Hoyt 精编临床神经眼科学. 张晓君,魏文斌,译. 北京:科学出版社,2009.
5. Leonard A. Levin, Anthony C. Arnold. 实用神经眼科学. 张晓君,王宁利,译. 北京:人民卫生出版社,2007.
6. 谢瑞满. 实用神经眼科学. 上海:上海科学技术文献出版社,2004.

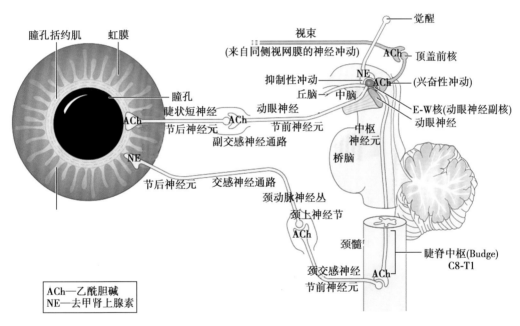

第十五章部分：

第十五章 瞳孔异常

第一节 瞳孔通路

瞳孔受交感神经和副交感神经支配。交感神经支配瞳孔开大肌肉,因此交感神经兴奋时瞳孔散大,副交感神经支配瞳孔括约肌,因此副交感神经兴奋时瞳孔收缩。支配瞳孔的交感神经和副交感神经以及瞳孔括约肌和瞳孔开大肌损伤均可导致瞳孔异常。

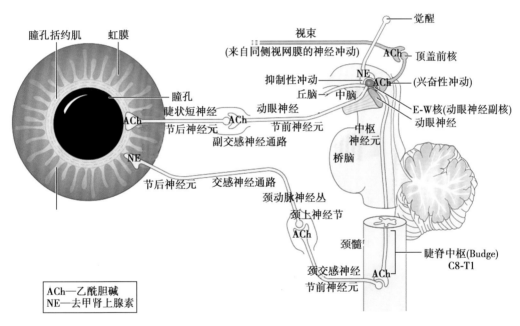

图 15-1　瞳孔的交感神经和副交感神经支配

一、交感神经系统

瞳孔的交感神经支配为三级神经元链(图 15-2)。第一级神经元起始与下丘脑,经脑干下行至脊髓,在睫脊中枢 C8-T1 间换元;第二级神经元从睫脊中枢 C8-T1 向前发出交感神经至颈下神经节,随后上行至颈中神经节和颈上神经节(下颌角处),在颈上神经节第二次换元;第三级神经元从颈上神经节发出,一部分经颈内动脉血管外膜入颅,经海绵窦汇入三叉神经眼支入眶,发出睫状长神经支配瞳孔开大肌、米勒肌和下睑缩肌。另一部分经颈外动脉血管外膜走行至同侧面部,支配同侧汗腺及血管舒张。

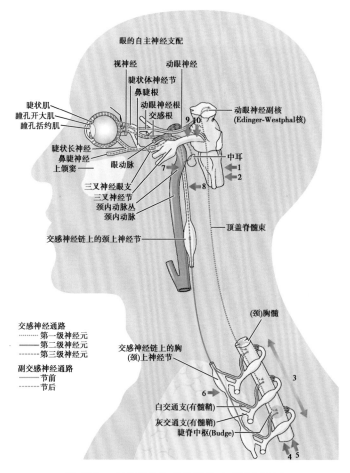

眼的自主神经支配

视神经　动眼神经

睫状体神经节
鼻睫根
动眼神经根
交感根

9 10　动眼神经副核
（Edinger-Westphal核）

睫状肌
瞳孔开大肌
瞳孔括约肌

睫状长神经
鼻睫神经
上颌窦

眼动脉

三叉神经眼支
三叉神经节
颈内动脉丛
颈内动脉

交感神经链上的颈上神经节

中耳　← 1
← 2

7

8

顶盖脊髓束

交感神经通路
‥‥‥第一级神经元
———第二级神经元
------第三级神经元

副交感神经通路
———节前
------节后

（颈）胸髓

交感神经链上的胸
（颈）上神经节

3

6

白交通支（有髓鞘）
灰交通支（有髓鞘）
睫脊中枢（Budge）

4 5

图 15-2　支配瞳孔和苗勒肌的交感神经通路

三级神经元链中任何位置病变均可导致霍纳综合征,表现为同侧瞳孔缩小、上睑下垂和下睑抬高。

二、副交感神经系统

瞳孔的副交感神经通路始于视网膜神经节细胞,支配瞳孔的副交感神经通路传入纤维与视神经神经纤维伴行。来自同侧眼颞侧不交叉神经纤维与对侧眼鼻侧交叉神经纤维经视交叉汇聚成同侧视束,瞳孔传入通路沿视束走行,在外侧膝状体前离开视束,经上丘壁到达中脑顶盖前区。顶盖前区通过轴突与双侧动眼神经副核（Edinger-Westphal 核）交联。动眼神经副核发出的传入纤维并入动眼神经至眶内睫状神经节。睫状神经节发出睫状短神经支配瞳孔括约肌和睫状肌。

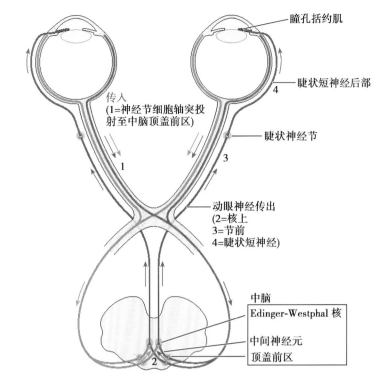

传入
(1=神经节细胞轴突投
射至中脑顶盖前区)

瞳孔括约肌

睫状短神经后部

睫状神经节

动眼神经传出
(2=核上
3=节前
4=睫状短神经)

中脑

Edinger-Westphal 核

中间神经元

顶盖前区

图 15-3　瞳孔光反射通路解剖示意图

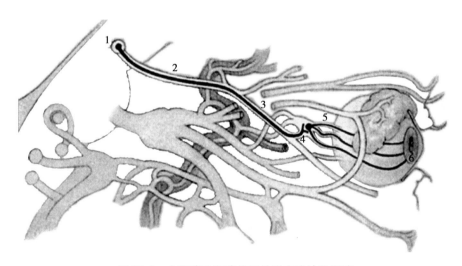

图 15-4　支配瞳孔和睫状肌的副交感神经通路
1. 动眼神经副核(Edinger-Westphal 核);2. 动眼神经;3. 动眼神经下斜肌分支;4. 睫状神经
节运动根;5. 睫状短神经;6. 虹膜括约肌和睫状肌

第二节　相对性传入性瞳孔功能障碍

相对性传入性瞳孔功能障碍(Relative Afferent Pupillary Defect),简称 RAPD。是单侧或非对称性视神经、视束病变、视交叉病变、严重的视网膜病变时,行"手电筒摆动试验","健眼"与"患眼"瞳孔反应不对称的体征和现象。传统观点认为,以下情况可导致 RAPD:

1. 前房积血或玻璃体积血
2. 大范围视网膜脱离或程度较严重的黄斑病变
3. 视神经疾病
4. 视交叉受累
5. 视束病变

以下情况不导致 RAPD:

1. 白内障
2. 屈光相关疾病
3. 外侧膝状体以后的病变
4. 非器质性视力下降

RAPD 检查应在暗室内进行,但并非绝对黑暗。使用间接检眼镜、眼科手电或卤素灯的明亮光源分别从下方照射每一眼。每眼照射角度相同,均为 45 度或 30 度,每眼照射时间相同。

典型 RAPD 为光源照射至"健眼"时,"健眼"瞳孔立即收缩,光源移至"患眼"时,患眼瞳孔立即散大(图 15-5,图 15-6)。

轻度 RAPD 患者,行"手电筒摆动试验"时,仅表现为光源照射至"患眼"时,"患眼"瞳孔收缩幅度减小,而光源照射至"健眼"时,健眼瞳孔正常收缩。这时需反复检查,仔细鉴别。

单眼瞳孔固定或瞳孔传出功能障碍时 RAPD 的检查

对于怀疑 RAPD 阳性的患者,可借助中性密度滤镜,行 RAPD 诱导试验。将 0.3log 单位中性密度滤镜分别至于光源前,或置于双眼前,行 RAPD 检查。如"患眼"出现瞳孔反射异常更明显,"健眼"无明显变化,可证实"患眼"存在轻度 RAPD。

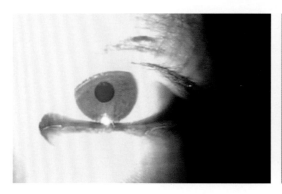

图 15-5　右眼视神经炎患者行 RAPD 检查,间接检眼镜光源照射至左眼时,左眼瞳孔立即收缩

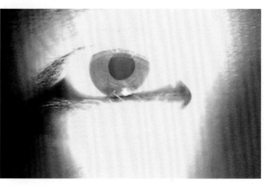

图 15-6　光源照射至患眼时,患眼瞳孔立即散大。反复多次检查后,患者瞳孔反应均为上述表现。证明右眼 RAPD 阳性

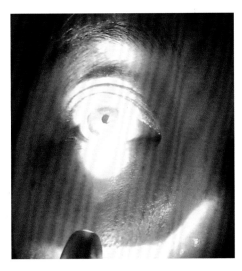
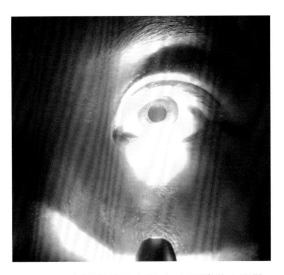

图 15-7　另一例左眼视神经炎患者行 RAPD 检查。手电光源照射至右眼瞳孔时,右眼瞳孔立即收缩

图 15-8　光源照射至左眼时,左眼瞳孔立即散大。反复多次检查后,患者瞳孔反应均为上述表现。证明右眼 RAPD 阳性

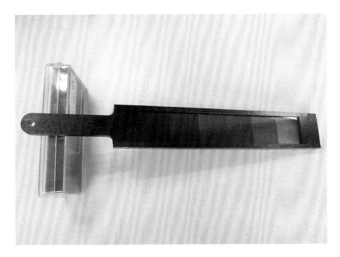

图 15-9　线状中性密度滤镜

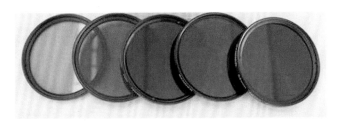

图 15-10　摄影用中性密度滤镜

中性密度滤镜还可以对 RAPD 进行定量检测。将不同 log 单位中性密度滤镜置于"健眼"前行 RAPD 检查，或行 RAPD 检查时，照射健眼时，光源前放置不同 log 单位中性滤镜，如某 log 单位置于"健眼"前或光源前时，双眼瞳孔反应达到平衡。则可用此 log 单位滤镜表示 RAPD 的程度。

对于单眼瞳孔固定（如单眼散瞳后或外伤导致的患眼瞳孔收缩障碍），此时仍可进行 RAPD 检查，判断患眼视神经功能状态。此时，可用侧照法，通过观察 RAPD 检查时"健眼"瞳孔反应，间接判断"患眼"是否存在 RAPD。

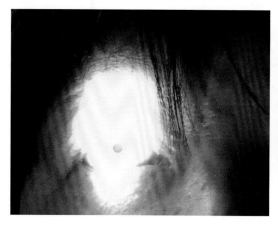

图 15-11　左眼视神经疾病患者行 RAPD 检查。手电光源照射至右眼瞳孔时，右眼瞳孔立即收缩

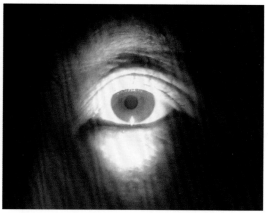

图 15-12　光源照射至左眼时，左眼瞳孔立即散大。反复多次检查后，患者瞳孔反应均为上述表现。证明右眼 RAPD 强阳性

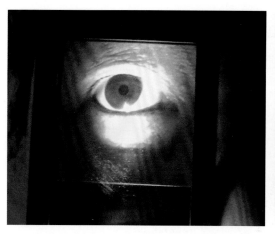

图 15-13　与图 15-12,15-11 为同一患者，右眼前置 0.6 log 单位中性滤镜时行 RAPD 检查，间接检眼镜光源照射右眼（健眼）时，右眼瞳孔立即收缩

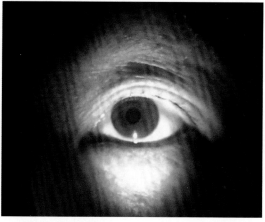

图 15-14　与图 15-12,15-13 为同一患者，光源移至左眼时，左眼瞳孔仍立即散大。反复多次检查结果一致。证明 0.6log 单位中性滤镜不能抵消左眼 RAPD

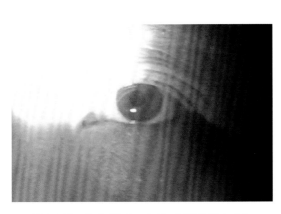 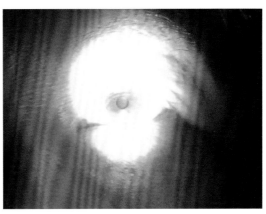

图 15-15　与上图同一患者,右眼前置 0.9 log 单位中性密度滤镜时,行 RAPD 检查。光源从右眼移至左眼,尚未照射到左眼瞳孔时左眼瞳孔大小

图 15-16　光源照射到左眼瞳孔时,左眼瞳孔立即收缩。反复检查数次结果相同。此时,可用 0.9 log 单位中性密度滤镜表示左眼 RAPD 程度

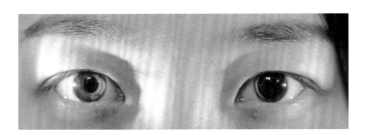

图 15-17　左眼瞳孔散大固定患者

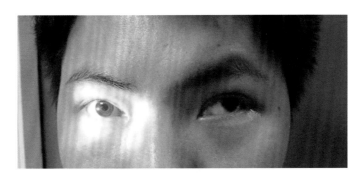

图 15-18　左眼外伤致左眼失明伴瞳孔散大固定患者。从颞侧以接近 180 度角度侧方照射患眼瞳孔,利于观察 RAPD 检查时右眼瞳孔变化

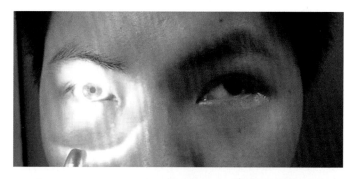

图 15-19　手电光源照射右眼瞳孔时,右眼瞳孔立即收缩

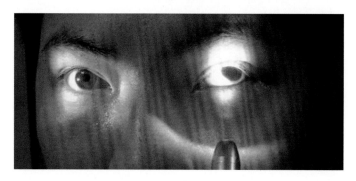

图 15-20　手电光源移至左眼时,观察右眼瞳孔变化。可见光源照射至左眼瞳孔时,右眼瞳孔立即散大。反复多次检查结果相同。证明左眼 RAPD 阳性

第三节　埃 迪 瞳 孔

　　埃迪瞳孔(Adie 瞳孔),是一种良性瞳孔异常。是以患眼瞳孔散大,对光反射微弱或消失,低浓度毛果芸香碱药物试验阳性为特征的瞳孔疾病。本病主要见于年轻女性。虽然男女均可发生埃迪瞳孔,但更常见于女性,70% 患者为女性,30% 为男性。80% 的埃迪瞳孔为单侧,另一眼每年发病率约为 4%。普遍认为埃迪瞳孔是由于睫状神经节病毒感染所致。大多数埃迪瞳孔是特发性的。但埃迪瞳孔也与眼眶外伤、眼科手术(如下斜肌手术、视网膜激光光凝和冷凝术)、眶内感染、格林-巴利综合征、糖尿病、带状疱疹等有关。埃迪瞳孔急性病程导致副交感神经麻痹,副交感神经纤维再生时,由于睫状肌调节纤维数量远多于瞳孔括约肌纤维,调节纤维异常再生,篡夺了瞳孔括约肌的作用。患者可有的症状或表现为视近模糊、视物不适、视疲劳或眼部痉挛感,通常不严重。并可见头痛、畏光。体征可见瞳孔散大、光反射阴性或极微弱、近反射消失或呈强直状态、部分或全部瞳孔领缺失。如果深部腱反射消失或减弱,此时称为 Adie 综合征,患眼调节力低于健眼及同年龄组健康人群。诊断可用药物实验:双眼点用 0.125% 或 0.1 毛果芸香碱滴眼液。低浓度毛果芸香碱不会使正常瞳孔明显收缩,但可使强直性瞳孔明显收缩。患眼可点用低浓度毛果芸香碱滴眼液,缩小瞳孔以减轻畏光。也可佩戴视近用眼睛以缓解视近不适。

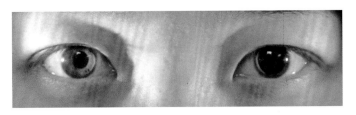

图 15-21 左眼埃迪瞳孔患者,自然光线下可见左眼瞳孔散大

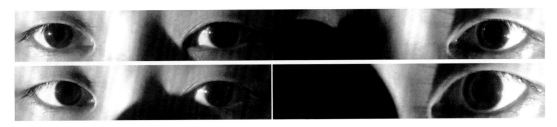

图 15-22 左眼埃迪瞳孔患者

左上图、右上图分别为双眼注视远处目标时双眼瞳孔状态。左下图、右下图分别为注视近处目标时双眼瞳孔情况,可见右眼瞳孔缩小,近反射阳性,左眼瞳孔无变化,近反射阴性

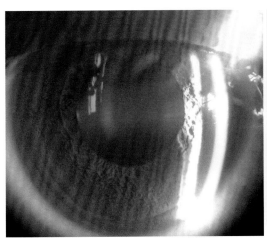

图 15-23 右眼埃迪瞳孔患者,瞳孔领缺失

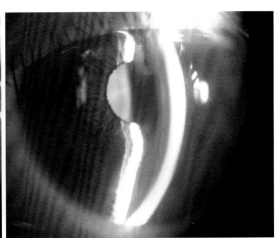

图 15-24 同一患者左眼,瞳孔领正常

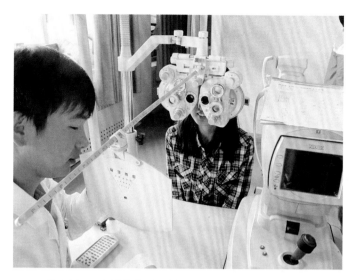

图 15-25　应用综合验光仪移近法行双眼调剂力测定

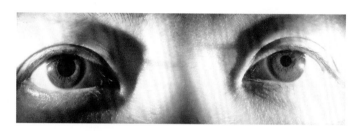

图 15-26　右眼埃迪瞳孔患者,药物试验前双眼瞳孔状态,右眼瞳孔明显大于左眼

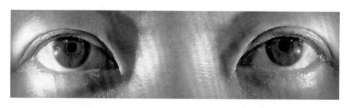

图 15-27　行 0.125% 毛果芸香碱药物试验后,双眼瞳孔状态,患眼瞳孔显著缩小,且小于健眼,左眼瞳孔无明显改变,确诊为右眼埃迪瞳孔

（注,图 15-26,15-27 与图 15-23,15-24 为同一患者）

第四节　Horner 综合征

支配瞳孔的交感神经通路损伤可导致霍纳综合征。其明确体征是患侧瞳孔缩小和上睑下垂。累及瞳孔交感神经通路的卒中、多发性硬化和椎动脉夹层;肺尖部占位性病变、乳腺肿瘤;外伤、硬膜外麻醉;颈部外伤、肿瘤和炎症;海绵窦占位和炎症等均可导致霍纳综合征。通常患者无症状或仅发现患侧眼轻度上睑下垂。颈动脉夹层导致的霍纳综合征可导致患侧眼和眶上区不适。颈上神经节之前的交感神经通路损伤所致霍纳综合征可伴有患侧额面部

无汗症。体征可见上睑下垂伴下睑抬高、睑裂变小、瞳孔不等、无汗症、虹膜异色。诊断药物实验:0.5%或1%安普乐定、10%可卡因和1%羟苯丙胺均可用于霍纳综合征的诊断。安普乐定为α受体激动剂,可使任何位置病灶导致的瞳孔缩小发生反转,即原本缩小的瞳孔发生散大,也会使下垂的上睑上抬。可卡因可阻断交感神经末梢对去甲肾上腺素的再摄取,从而散大瞳孔。10%可卡因可使正常瞳孔散大,但不能使霍纳综合征的瞳孔散大。10%可卡因滴双眼后,出现0.8mm的瞳孔不等即可诊断霍纳综合征。羟苯丙胺可促进肾上腺素能神经末梢再释放去甲肾上腺素,从而使正常瞳孔散大。1%羟苯丙胺可使第一级(中枢)和第二级(节前)霍纳综合征瞳孔散大,但不能使第三级(节后)霍纳综合征瞳孔散大。

　　霍纳综合征的诊断除依靠药物试验外,特征性的瞳孔改变和上睑下垂是确诊的重要依据。建议对所有霍纳综合征患者行头颅MRI、颈部MRA或CTA以及胸部CT,以寻找病因。

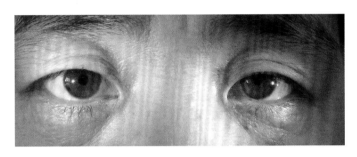

图15-28　左眼霍纳综合征患者,左眼瞳孔缩小伴轻度上睑下垂、下睑抬高

第五节　Argyll Robertson 瞳孔

　　梅毒导致神经梅毒时,可因中脑顶盖前区病变,阻断了由顶盖前核发至动眼神经Edinger-Westphal核的瞳孔第二级神经元纤维-顶盖动眼束,导致瞳孔的集合反应正常,而瞳孔光反射消失的特殊症候,称为Argyll Robertson瞳孔。确切机制不明。病变仅影响瞳孔光反射传入通路的第二级神经。Edinger-Westphal核以及此核与集合中枢的联系均正常,因此除光反射消失外,瞳孔的集合反射、闭睑反射均完好。可见瞳孔缩小(尤其在暗处,双侧瞳孔小于同龄健康人群。在梅毒晚期瞳孔可变大,但仍表现为光-近反射分离)。可有以下特征:瞳孔异常为双侧,但有时可见双侧瞳孔不对称;瞳孔可不规则;晚期可出现虹膜萎缩;散瞳药可使Argyll Robertson瞳孔散大;可伴发角膜基质炎、脉络膜视网膜炎、视盘炎和葡萄膜炎。血清梅毒检测阳性:包括非特异性梅毒抗体检测和特异性梅毒抗体检测。给予规范的梅毒治疗,但即使梅毒治疗有效,Argyll Robertson瞳孔仍存在。

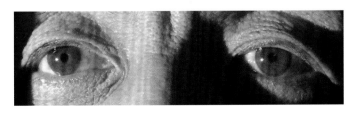

图15-29　双眼Argyll Robertson瞳孔患者,双眼瞳孔小,对光反射阴性

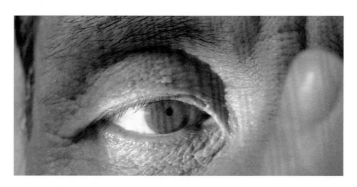

图 15-30

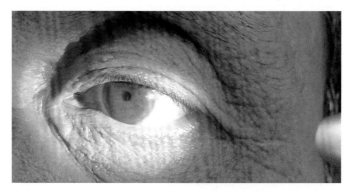

图 15-31 与 15-29 同一患者,行双眼近反射检查时,双眼近反射灵敏

第六节　压迫性动眼神经麻痹

累及动眼神经束的颅内动脉瘤和其他占位性病变可导致动眼神经麻痹。后交通动脉瘤因紧邻动眼神经束,因此常导致伴瞳孔散大的动眼神经麻痹。此外,基底动脉尖、基底动脉和小脑上动脉交界处动脉瘤亦可导致动眼神经麻痹。其他累及动眼神经束的占位性病变(如海绵窦区占位性病变和脚间池囊肿等)可导致动眼神经麻痹。患者可有疼痛,动眼神经麻痹可伴有疼痛、上睑下垂、眼肌麻痹、复视。

后交通动脉瘤导致的压迫性动眼神经麻痹通常伴有患眼瞳孔散大,对光反射消失或迟钝。任何动眼神经麻痹患者均应行瞳孔检查。如果病因是微血管梗死,通常瞳孔正常。如果病因是后交通动脉瘤压迫,通常瞳孔会散大伴对光反射消失或迟钝。上述瞳孔评价仅适用于完全性动眼神经麻痹。后交通动脉瘤导致的动眼神经麻痹,早期瞳孔可无明显改变,通常在动眼神经麻痹 5 天后出现瞳孔改变。

眼外肌功能检查,以明确眼肌麻痹性质。是孤立性动眼神经麻痹还是多颅神经麻痹。如是孤立性动眼神经麻痹,进一步明确是完全性动眼神经麻痹还是不完全性动眼神经麻痹。对于 10 岁以下儿童,因动脉瘤非常罕见,因此对于儿童动眼神经麻痹原则上推荐

MRI 和 MRA 检查,而非 DSA。对于处于血管性疾病易发年龄组患者,有危险因素但瞳孔无改变,需进一步明确危险因素,如血糖异常、高血压以及是否存在巨细胞动脉炎。对于 10 岁以上动眼神经麻痹患者,应行 MRI 和 MRA 检查。即使这些检查未发现异常,也建议行 DSA 检查。

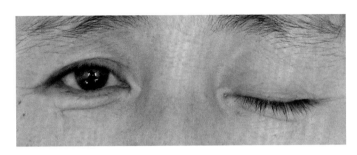

图 15-32　左侧后交通动脉动脉瘤致左眼动眼神经麻痹患者,左眼完全性上睑下垂

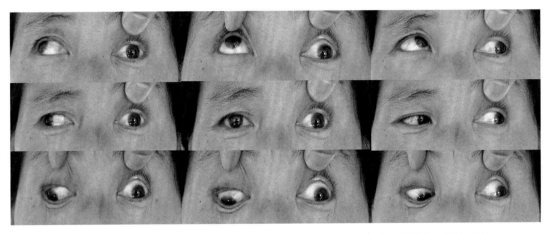

图 15-33　上图为同一患者。9 个诊断眼位外眼像。可见左眼上转、内转和下转均受限

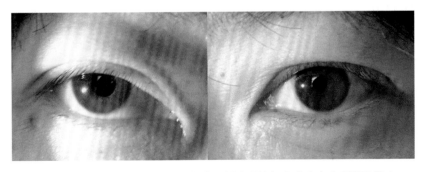

图 15-34　右侧后交通动脉动脉瘤致同侧动眼神经麻痹患者右眼瞳孔散大

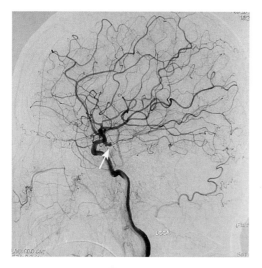

图 15-35　65 岁女性患者,左眼完全性动眼神经麻痹伴上睑下垂、瞳孔散大固定 2 周。DSA 示左侧后交通动脉段动脉瘤

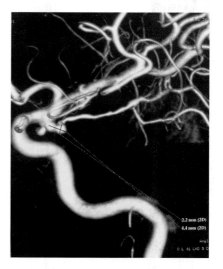

图 15-36　与 15-34 为同一患者,DSA 三维重建示左侧后交通动脉段动脉瘤

（李晓明）

参 考 文 献

1. Peter J. Savino. Wills 临床眼科图谱及精要:神经眼科. 第 2 版. 李晓明,译. 天津:天津翻译出版有限公司,2015.

2. 魏世辉,邱怀雨. 神经眼科疑难病例精粹. 北京:人民卫生出版社,2014.

3. Lanning B. Kline,Rod Foroozan. 神经眼科速查手册. 魏世辉,钟敬祥,译. 北京:人民军医出版社,2015.

4. Neil R Miller, Nancy J Newman, Valerie Biousse,et al. Walsh and Hoyt 精编临床神经眼科学. 张晓君,魏文斌,译. 北京:科学出版社,2009.

5. Leonard A. Levin, Anthony C. Arnold. 实用神经眼科学. 张晓君,王宁利,译. 北京:人民卫生出版社,2007

6. 谢瑞满. 实用神经眼科学. 上海:上海科学技术文献出版社,2004.

7. Kardon RH. The pupils//Yanoff M, Duker JS. Ophthalmology,2nd ed. St Louis:Mosby,2004.

8. H. Wilhelm and B. Wilhelm. Diagnosis of Pupillary Disorders. *U. Schiefer*, *H. Wilhelm*, *W. Hart*,*et al*. Clinical Neuro-Ophthalmology-A Practical Guide. *New York:Springer,2007.*